8.50

Die *Gänseblümchen*-Therapie

Gewidmet allen brachliegenden Talenten

und wertvollen Menschen, die in

unserer Gesellschaft keinen Anklang finden.

Ich bedanke mich besonders bei Herrn Günther W. Riehl, der durch seine Mithilfe wesentlich dazu beigetragen hat, die Entstehung des Buches zu verwirklichen. Bei Herrn Horst T., der mir – trotz seiner knapp bemessenen Zeit – das Angebot unterbreitete, das Manuskript seinem kritischen Blick zu unterziehen. Bei Frau Ingeborg Siggelkow, welche die mühselige Arbeit des Korrekturlesens übernommen hat. Meiner Lebensgefährtin, für die wunderschönen Bilder, die zur Auflockerung des Buches beitragen, so wie deren Zeichnungen.
Dank geht auch an Herrn Axel Wenzel für seine Korrekturvorschläge und alle anderen, die mit am Entstehen des Buches beteiligt waren. Nicht zu vergessen all jene, welche die Urtherapie in ihren Alltag aufgenommen haben und dank deren Erfahrungen es erst möglich wurde, sie auch anderen Menschen zugänglich zu machen.

Das Schwere an der Urtherapie liegt
im Aufgeben schlechter Gewohnheiten.

Mario Fassen

Die Urtherapie

Meine Ausführungen mögen dazu dienen, den kranken Leser für sinnvolle Natur-Therapien zu interessieren. Am Ende wird er dann überzeugt sein, dass Gesundheit nur dort wieder an Boden gewinnt, wo die krankheitsverursachende Situation verlassen wird und lebensspendende Maßnahmen aufgenommen werden.

Lieber Leser,

der Text bedarf sicher noch mannigfacher Verbesserungen, wenn es auf Vollständigkeit und Anspruch ankommen soll. Daher bitte ich alle Leser, die etwas daran zu verbessern wissen, um gefällige Mitteilung, um sie für die nächste Auflage benützen zu können.

Verlag Ganzheitliche Gesundheit

Franz Konz, Herausgeber des Buches „Der Große Gesundheits-Konz“ und heute Präsident im Bund für Gesundheit e.V., Heinsberg, kann als der Begründer der Urtherapie bezeichnet werden. Auslöser für die Entdeckung war ein schweres Krebsleiden, das er sich 1965 zugezogen hatte. Durch die konsequente Anwendung der Urtherapie wurde er von seinem Krebs befreit.

Alle im Buch veröffentlichten Ratschläge sind vom Autor sorgfältig recherchiert und geprüft worden. Eine Gewähr dafür kann jedoch nicht übernommen werden. Eine Haftung des Autors oder des Verlages für Personen-, Sach- oder Vermögensschäden ist ausgeschlossen.

1. Auflage 2001

Norbert Messing • Postfach 1217 • 76663 Bad Schönborn
Telefon (0 72 53) 37 18 • Fax (0 72 53) 3 39 55
Internet: www.messing-vgg.de

Illustrationen: Cosima Heck
Layout und Umschlaggestaltung: Living-Page, Münster
Druck: Druckerei Steinmeier, Nördlingen

ISBN 3-927124-38-9

Inhalt

Zum Geleit

Diese Zeilen schreibe ich, da es mir wichtig ist, die innere Stimme, die in jedem Menschen spricht, nicht zu übertönen. Eines der größten Hindernisse in unserem Leben ist das Überhören der inneren Stimme, die uns sagt, was in der jeweiligen Situation für uns das Richtige ist. Die innere Stimme wird meistens überhört, weil uns Vorgaben wichtiger erscheinen oder weil wir bestimmte Vorstellungen darüber haben, wie das Leben beschritten werden muss.

Wenn die Urtherapie nicht anschlägt, dann scheitert sie gerade bei Menschen, die nur auf eine Gelegenheit warten, die es ihnen erlaubt, an einer unverrückbaren Richtlinie festhalten zu können. Statt sich durch eigene Erfahrungen belehren zu lassen, sind sie eher bereit, ihren Verstand mit Le(eh)re füllen zu lassen. Es ist jetzt nicht damit Genüge getan bei meiner Warnung mit dem Kopf zu nicken. Diese Warnung kann nur von denen verstanden werden, die sich zurück besinnen, wo ihnen dergleichen schon einmal widerfahren ist.

Das Leben ist nicht mit einer Maschine zu vergleichen, die immer wieder der gleichen Voraussetzung bedarf, damit sie am Laufen gehalten werden kann. Was den Menschen heute belebt, kann ihn morgen zu Grabe tragen.

Ob ein Mensch Tabletten schluckt, Meditation betreibt, Sport ausübt, Politik macht, sich mit Hamburgern voll stopft, nach der Urtherapie lebt usw. ... all(!) das kann zur fixen Idee werden, all das kann sich zum starren Wahrnehmungsmuster versteifen, dem sich die Realität, so wie sie ist, zu „fügen“ hat.

Wenn ich Löwenzahn esse und ihn danach erbreche, dann darf es keine Rolle spielen, ob er gesund sein soll oder nicht. Da hilft keine „Theorie der Reinigung“ und der „Erstverschlimmerung“, sondern nur die schlichte Erkenntnis: der Löwenzahn wird nicht vertragen! Wichtig ist es also, Erfahrungen mit in das Leben aufzunehmen und Zusammenhänge richtig zu reflektieren.

Ein etwas korpulenter Mann, der unter schwerer Atemnot leidet, versucht mir zu erklären, welch positiven Einfluss der Verzehr von

Schweinebauch auf ihn hat. Ja, es geht ihm dabei gut, weil er ein Bedürfnis stillt, seine Atemnot dagegen nimmt zu. Der Schweinebauchesser wäre also gehalten, eine andere Möglichkeit zu finden, seine Bedürfnisse zu stillen, ohne dabei die Atemnot zu verstärken, oder eine, die sie im optimalen Fall sogar verbessern könnte.

Nicht anders geht es aber auch Menschen, die versuchen, mit Gewalt gesund zu leben. Sie fühlen sich phasenweise beweglicher und auch leistungsfähiger, fangen aber gleichzeitig an zu frieren, magern dabei unnatürlich ab und werden empfindlich gegen Erdstrahlung und andere kosmische Einflüsse. Warum erwartet diese Menschen aufgrund ihrer gesunden Lebensführung kein beschwerdefreies Leben?

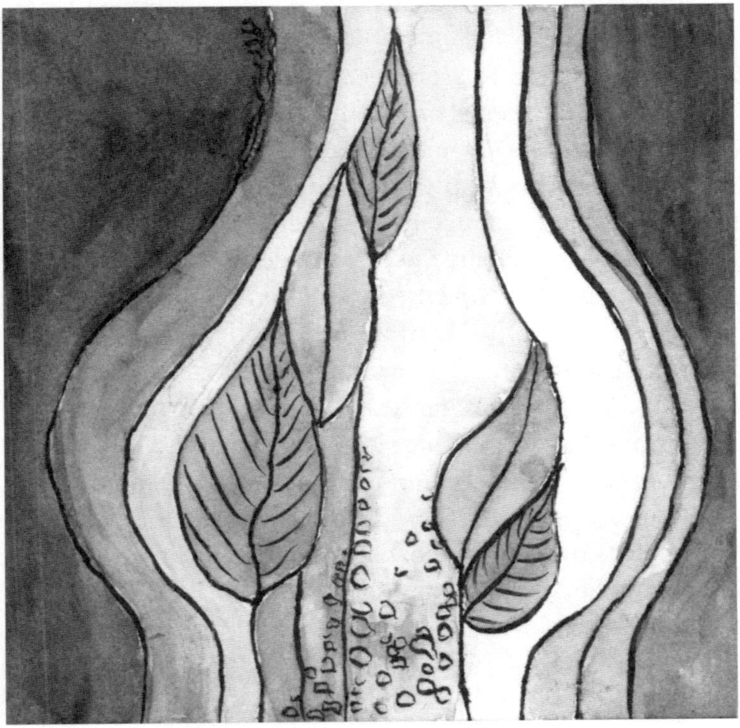

Diese Menschen müssen noch lernen, ihre Lebensform den individuellen Bedürfnissen anzupassen. Sie müssen aber auch überprüfen, ob die Lebensform ihren individuellen Bedürfnissen überhaupt entspricht. Eine gesunde Lebensführung sollte selbstverständlich sein. Die Frage lautet nur, wie lässt sich eine gesunde Lebensform in mein Leben integrieren, ohne dass sie zum zentralen Mittelpunkt erhoben werden muss?

Was denn soll der ganze Eifer um die Gesundheit, wenn er in seiner Konsequenz das Leben auf bloße Vorsichtsmaßnahmen reduziert. Die ständige Unzufriedenheit, die notwendig hieraus erwächst, nährt nur das Missfallen gegenüber denjenigen, die meinen, sich um ihre Gesundheit gar nicht scheren zu müssen.

„Gesund zu leben" sollte eine Selbstverständlichkeit sein und nicht zum zentralen Thema erhoben werden. Worüber wir offen reden müssen, sind gerade unsere Misserfolge, denn nur dann können wir aus ihnen lernen. Der Misserfolg weist geradezu auf den richtigen Weg, und der Erfolg wird uns darin bestätigen.

Es können bei der Ernährungsumstellung oder bei einer bestehenden Erkrankung durchaus unangenehme Begleiterscheinungen auftreten. Mag sein, dass wir vorübergehend ermüden, alte Krankheitszeichen reaktiv werden, aber es soll keine Lebenskraft verloren gehen. Körperliche Veränderungen, mit denen zu rechnen ist, werden von mir auf alle Fälle erwähnt und sind immer mit Sorgfalt zu beobachten.

Auch wenn die Natur ihre festen Regeln hat, wartet sie mit unzähligen Varianten auf, auch mit der eigenen persönlichen Variante, die jeder für sich selber herausfinden muss und auch herausfinden kann.

Vom Prinzip her ist die Urtherapie ein richtiger und gangbarer Weg, nicht nur um Gesundheit, sondern auch um Lebensfreude zu erlangen, was nun aber nicht heißen soll, dass nicht im Einzelfall noch etwas hinzuzufügen wäre.

Die Urtherapie

Die Urtherapie stellt keine Therapie im herkömmlichen Sinn dar. Urtherapie steht für eine bestimmte Lebensführung. Diese baut sich auf 3 Säulen auf:

1. **Die Ernährung**
   Die Zufuhr von Nährstoffen ist Voraussetzung allen Lebens. Unsere moderne Ernährungsform weicht aber erheblich von den ursprünglichen Bedingungen ab, auf die der Körper sich im Laufe seiner Entwicklung eingestellt hat. Von daher spielt das Essen von Wildpflanzen und frischen Früchten eine zentrale Rolle bei der Urtherapie.
2. **Die Bewegung**
   Körperliche Bewegung spielt eine maßgebliche Rolle bei allen Stoffwechselvorgängen im Körper. Eine ausreichende Durchblutung und der Stoffaustausch im Gewebe sind ohne Bewegung fast nicht möglich. Von daher gehört die Bewegung mit zu einer der tragenden Säulen bei der Urtherapie.
3. **Die Seele**
   Der Mensch ist mehr als eine Maschine und kann nicht nach rationalem Gesichtspunkt gesteuert werden. Das Leben des Menschen ist weit weniger von seinem Bewusstsein gesteuert, als wir es uns denken. Wenn Emotionen den Menschen beherrschen (Liebe, Ärger, Angst usw.), dann steht unser Bewusstsein dem ratlos gegenüber. Die Seele bedarf nicht nur ihrer Pflege, sondern sie muss auch die Möglichkeit erhalten, sich auszudrücken. Seelisches Wohlergehen und körperliche Gesundheit, wer möchte es bestreiten, sind auf das Engste miteinander verflochten.

Der Begriff Urtherapie bezieht sich auf die Selbstheilungskräfte, die jeder Organismus seit Urzeiten in sich birgt. Dieses körpereigene therapeutische Potential kann aber nur dann greifen, wenn die Lebensbedingungen vorhanden sind, auf die der Körper genetisch eingestellt ist. Der Mensch ist ein Teil der Natur, daher kann er auch nur durch sie gesund erhalten werden. Die Urtherapie ist ein Versuch, den Menschen wieder in den Naturhaushalt zu integrieren, damit die genetischen Bedingungen erfüllt sind. Das Ziel liegt nicht in einem „Leben wie ein Tier", denn auch die geistige Entwicklung ist ein Schöpfungsakt der Natur. Die Tatsache, dass körperliche wie geistige Gesundheit unter lebensfeindlichen Bedingungen schwinden, weist nicht etwa auf einen Fehler der Natur, sondern beschreibt genau die Art, wie sich Natur vor Selbstzerstörung bewahrt. Das ist z.B. auch bei Tieren zu beobachten, die durch veränderte Bedingungen sich stark vermehren und damit ihren Lebensraum übersiedeln. Als erstes zeigen sie Verhaltensmuster, die ihnen nicht eigen sind; durch das verminderte Nahrungsangebot werden die Tiere geschwächt, worauf sich Krankheit rasch ausbreitet und den Bestand verringert.

Der Mensch besitzt eine sehr gute Anpassungsfähigkeit an die unterschiedlichsten Umweltbedingungen, aber auch er bleibt nicht davor verschont, sich den Gesetzen der Natur anpassen zu müssen. Das nicht mehr zu finanzierende Gesundheitssystem und der schnelle Verlust seines ästhetischen Körperbaus sind hierfür deutliche Zeichen.

Damit der Mensch seine Selbstheilungskräfte aktivieren kann, benötigt er eine naturbelassene Nahrung, ausreichende Bewegung, für ihn günstige Klimazonen, den beruhigenden Einfluss aus der Natur und eine unbelastete Partnerbeziehung. Um das alles in einer zerstörten Umwelt und auf Gewinn orientierten selbstsüchtigen Gesellschaft verwirklichen zu können, muss er zudem lernen, urteilsfähig, selbstkritisch und handlungsfähig zu sein.

Für einen Kranken ist es von höchster Wichtigkeit, sich rechtzeitig zur Urtherapie hinzuwenden, um den noch möglichen Heilungsprozess nicht zu versäumen. Mit der strikten Einhaltung der strengen Vorschrift wird man zu Beginn nicht einverstanden sein, aber jeder Mensch, der nur nach seinen Wünschen leben will, wird nie Glück haben und seine Nachsicht am Ende bitter beklagen.

Was wird von der Urtherapie geheilt?

Kurz gesagt: die Urtherapie heilt jeden kranken Menschen, solange dessen Organismus noch in der Lage ist, Selbstheilungskräfte zu aktivieren.

Mit der Urtherapie werden keine bestimmten Krankheiten therapiert, wie das in der Medizin gehandhabt wird, denn die gibt es nicht, ansonsten müssten ihnen Gesundheiten gegenüberstehen. Was es gibt, sind lediglich die unterschiedlichen Bilder, in denen sich Krankheit zeigt. Das Krankheitsbild an sich ist kein eigenständiges Geschehen, das behoben werden müsste, sondern es weist lediglich auf eine krankheitsverursachende Situation, die den gesamten Organismus in Mitleidenschaft zieht. Manche Menschen bekommen Pickel, andere einen Herzinfarkt und der nächste Krebs... Bereits das Vorzeichen der Krankheit verlangt nach einer Veränderung der krankheitsauslösenden Situation und nicht nach einer bestimmten Medizin; ansonsten wäre es um die Natur generell schlecht bestellt. Es ist leicht zu verstehen, dass eine Therapie, die versucht, ein Krankheitsbild zu beeinflussen, unweigerlich ein weiteres erzeugen muss. Arzneimittel sind zwar in der Lage, das Krankheitsbild zu unterdrücken, was zu vorübergehenden Scheinerfolgen führen kann, andererseits verwandeln sie das Krankheitsbild zu einem, das man „Nebenwirkung“ nennt. Arzneimittel sind von Nutzen, wenn der Kranke damit die Möglichkeit erhält, wieder selbst etwas zu seiner Gesundung beizutragen. Mit dem Scheinerfolg geben sich aber die meisten Kranken zufrieden und wundern sich, wenn dann der endgültige Zusammenbruch erfolgt. Dramatisch wirken sich Arzneimittel aus, wenn sie die Selbstheilungskräfte stören oder gar zerstören.

Die Urtherapie will den Menschen aus der krankheitsverursachenden Situation herausführen und versucht, all die Bedingungen zu erfüllen, die zur Aktivierung der Selbstheilungskräfte notwendig sind.

Braucht man für die Urtherapie einen Arzt oder Heilpraktiker?

Die Urtherapie kann auch ohne fremde Hilfe durchgeführt werden. Was wir auf jeden Fall brauchen, ist ein Gespür für den eigenen Körper, für die Körpersignale, die das Bewusstsein erreichen, wenn etwas in Unordnung gerät; denn jedes Signal verlangt nach einer Reaktion auf die jeweilige Situation.

Es fallen 4 verschiedene Personengruppen auf, die unterschiedlich mit ihren Körpersignalen umzugehen pflegen:

1. Der chronisch kranke Mensch. Für ihn ist es offenbar wichtig, sich in sein Leiden hinein zu begeben, denn er verharrt geduldig in der krankheitsauslösenden Situation. Empfiehlt man ihm, z.B. bei Kreuzschmerzen, eine andere Sitzhaltung einzunehmen, bei der es ihm besser geht, finden wir ihn gewöhnlich nach 5 Minuten wieder in der alten schmerzauslösenden Haltung. Der chronisch Kranke scheint sich nicht wohl zu fühlen, hält er nicht Kontakt zu seinem Leiden.
2. Der plötzlich erkrankende Mensch. Bei ihm werden die Körpersignale beharrlich verdrängt, obwohl die Zusammenhänge längst auf der Hand liegen.

Für beide Typen ist das Krankheitsanzeichen negativ besetzt, und beide machen die schlechte Therapie für den Fortbestand ihrer Krankheit verantwortlich.

3. Der selten kranke Mensch. Ihm sind die Zusammenhänge zum Unwohlsein nicht fremd, und er verändert daraufhin das auslösende Moment. Er ist sich bewusst, dass niemand außer ihm für sein Wohlergehen zuständig ist, weshalb er selten fremde Hilfe in Anspruch nimmt. Hat er aber nicht die Möglichkeit, die auslösenden Faktoren zu beseitigen, so versucht er, das Kranksein für sich zu behalten.

4. Der gesunde Mensch. Gesunde Menschen sind lebensbejahend und wissen nicht nur auf Vorzeichen zu reagieren, sondern verstehen es auch, energiespendende Einflüsse auf sich wirken zu lassen.

Für die beiden letzten Vertreter ist das Krankheitszeichen positiv besetzt, denn sie betrachten Krankheit als Hinweis, den Körper nicht weiter zu belasten.
Die ersten beiden Vertreter deuten ihre Krankheit als böses Schicksal.

Die meisten Krankheitsbilder im Alter kündigen sich bereits Jahrzehnte vorher an: z.B. Arthrose, Durchblutungsstörungen, Hochdruck, Lungen-Emphysem, Diabetes-mellitus, Prostatahypertrophie, Star, Schwerhörigkeit, um nur einige zu nennen. Sie alle kommen nicht über Nacht geflogen, sondern sind über Jahre mit schlechter Nahrung, Rauch, Alkohol, Trägheit, usw., gehegt und gepflegt worden, um ja die „lieben, alten Gewohnheiten" nicht aufgeben zu müssen.

Hilfreich ist immer dann ein Therapeut, wenn es darum geht, wie kritische Situationen einzuschätzen sind, und dem die Erfahrung sagt, wie darauf zu reagieren ist. Der Therapeut muss aber verstanden haben, dass alle therapeutischen Maßnahmen nur Behelfsmittel sind und der eigentliche Schritt zu Gesundheit nur vom Kranken selbst vollzogen werden kann.

Die wirklich bedeutsamen Errungenschaften in der Medizin haben in der Notfallversorgung, in der Unfall- und Plastischen Chirurgie und Zahnmedizin stattgefunden. Vieles andere erinnert weiter an Quacksalberei. Das ist auch nicht weiter verwunderlich, solange der Kranke weiter nach teuren Untersuchungsmaschinen verlang und seine Gesundheit nach Kurven und Zahlen zu bewerten versucht, sich zufrieden gibt, wenn ein Schmerzmittel ihm für wenige Stunden Ruhe verschafft, anstelle sich selbst zu fragen, was denn Ursache seines Leidens ist und wie diese zu beseitigen ist. Von daher liegt es mir auch ferne, über die angewandte Medizin zu schimpfen, denn das, was sich daraus entwickelt, liegt ja im Einvernehmen mit den Kranken. Die

Industrie produziert auf Nachfrage, und der Therapeut wird gezwungen, wenn er nach wirtschaftlichem Gesichtspunkt arbeitet, die Rolle zu übernehmen, die der Patient von ihm verlangt. Wenn überhaupt, dann gibt es sicher nur wenige Therapeuten, die nicht einmal das Verlangen haben, ihren Patienten mal richtig die Meinung zu sagen.

Eine wirtschaftlich ausgelegte Praxis kann nicht überleben, wenn der Therapeut sich die Zeit nimmt und zu seinen Patienten sagen würde: „Ich weiß nicht, was das Kranksein bedeutet, aber schauen wir uns doch einmal gemeinsam an, wo Sie in Ihrem Leben gegen ihr eigenes Gesundheitsinteresse verstoßen." Dieses Vorgehen ist sehr Zeitaufwendig, da nicht jeder Patient sofort die Zusammenhänge erkennen kann oder will. Der Tierarzt ist dagegen besser gestellt, er darf die richtigen Fragen in sehr einfacher Form stellen: „Wie halten Sie denn das Tier und was bekommt es zu fressen?" Seine Vorgehensweise ist Vorbildlich, aber nur bei den wenigsten Patienten zu realisieren.

Wo die Urtherapie nicht hilft

Herzmuskelzellen und Nervenzellen kann der Körper nicht ersetzen. „Ein Herz kann man nicht reparieren," wie Udo Lindenberg uns in seinem Lied darauf hinweist. Von daher dürfen wir von der Urtherapie nicht zu viel erwarten. Es ist zu spät, wenn das Kind im Brunnen liegt. Ebenfalls ist keine Heilung möglich, wenn große Gewebeflächen zerstört sind. Ein zerfressenes Gelenk, eine zerstörte Leber oder ein mit Tumoren durchwachsener Darm kann nur durch neues Bindegewebe ersetzt werden. Das heißt, auch wenn der Krankheitsprozess zum Erliegen kommt, bleiben Beschwerden zurück. Ist der Körper durch die Krankheit zu weit geschwächt oder stark mit eingespeicherten Giften überlastet, so wird auch die Urtherapie keinen Nutzen mehr bringen.

Psychosomatische Erkrankungen werden nur dann von der Urtherapie beeinflusst, wenn die Umstellung eine Veränderung der psychologischen Gesamtsituation bewirkt.

Kleine Ernährungslehre

Wer gesund bleiben möchte, braucht eine gesunde Ernährung. Viele Krankheiten sind heute auf eine falsche Ernährung zurückzuführen.

Unter falscher Ernährung verstehe ich das Essen **denaturierter und giftiger Nahrung (Schlechtkost)**[1], die unseren Organismus schädigt. Ein Nahrungsmittel ist nur dann als **Lebensmittel** zu bezeichnen, wenn es seine Vitalstoffe in vollem Umfang noch besitzt. **Unter Vitalstoffen verstehe ich unter anderem Vitamine, Enzyme, Aromen, Mineralien und Spurenelemente.** Damit unser Körper Nahrung überhaupt verwerten kann, benötigt er Vitalstoffe. Diese Vitalstoffe sind in der naturbelassenen Nahrung enthalten. Essen wir z.B. ein Stück Zucker, so duschen wir den Körper zwar mit notwendigen Kohlenhydraten, aber zu deren Verwertung benötigt der Körper neben vielen anderen Vitalstoffen z.B. Vitamin B1. Da im Zucker das Vitamin B1 fehlt, wird es im Körper von anderen Stellen abgezogen. Das heißt, der Konsum von Zucker führt zu einem Vitamin B1-Mangel. Da Vitamin B1 aber noch weitere wichtige Funktionen zu erfüllen hat, z.B. ist es für die Nerven ein sehr wichtiges Vitamin, kommt es in diesem Bereichen zu Fehlfunktionen[2]. Das ständige Hungergefühl, das daraus folgt, will den Mangel an Vitalstoffen beheben. Die Natur kennt keine Schlechtkost, daher verlangt der Körper immer wieder danach; er geht davon aus, dass in der leicht verdaulichen Kost auch leicht zu resorbierende Vitalstoffe enthalten sind. Beim Zuckerkonsum kommt noch die erhöhte Insulin-Ausschüttung belastend hinzu, gefolgt vom Zustand der Unterzuckerung, was den Körper nach immer weiterem Zucker verlangen lässt. Die Folgen einer Kohlehydrataufnahme ohne die dazugehörigen Vital- und Ballaststoffe sind Nervenstörungen (besonders nervöse Kinder), Unterzucker (später Diabetes), Entmineralisierung der Knochen und der Zähne (Osteoporose, Karies), Hauterkrankungen (Neurodermitis, Akne), Gärung im Darm und eine sehr lange Verweildauer giftiger Stoffe an der Darmwand (Leberschäden, Darmkrebs), um nur einige zu nennen.

Die Fettleibigkeit, die auf Schlechtkost folgt, ist nicht das Problem einer Überernährung, sondern einer Mangelernährung. Unterversorgtes Gewebe reagiert als erstes mit einer Aufschwemmung. Bei einem Jodmangel vergrößert sich die Schilddrüse, bei Vitamin-B 12-Mangel werden die roten Blutzellen größer, bei Vitalstoffmangel quillt das Fettgewebe auf.

Was die Schlechtkost bewirkt, sehen wir z.B. in der Tiermast. Früher hat man z.B. den Schweinen die Nahrung abgekocht, damit sie schneller Fett ansetzen. Ein Metzger erzählte mir, wenn Schweine früher überwiegend mit den Resten von Großküchen gefüttert wurden, schwemmten sie dermaßen auf, dass ihr Fleisch nicht zu verkaufen war. Das Schwein hatte natürlich nur gefressen, was den Menschen nicht weniger mundete. Die Qualität der Nahrung für Mensch und Tier hat sich seither dramatisch verschlechtert, für mich ein Wunder, dass wir nur krank, aber noch nicht ausgestorben sind.

Vitalstoffreiche Nahrung wirkt unmittelbar sättigend, aber nicht immer befriedigend. Das kennt jeder, der einmal Obsttage eingelegt hat. Eine Befriedigung beim Essen erhalten wir erst dann, wenn der gesamte Vitalstoffbedarf gedeckt ist und genug Nährstoff-Lieferanten wie Kohlehydrate, Fette und Eiweiß zur Verfügung stehen. Wir mögen zwar keine Karotte mehr essen, aber eine Banane wäre noch angebracht. Das heißt, wir können uns mit Karotten nicht überfressen, wie das z.B. mit Kuchen möglich ist. Bei der Schlechtkost tritt in der Regel keine Sättigung auf, sondern ein Völlegefühl. Den eigentlichen Sättigungseffekt lernen wir erst richtig bei den wild wachsenden Pflanzen kennen.

Unser kultiviertes Gemüse entspricht in seiner Zusammensetzung nicht den Verhältnissen, wie sie in der Natur zu finden sind. Bei den Züchtungen achtet man vermehrt auf den Stärke-, Eiweiß-, oder Zuckergehalt, womit man sich natürlich selbst betrügt. Diese Züchtungen haben einen geringeren Vitalstoffgehalt als Wildpflanzen. Werden die Kulturpflanzen zusätzlich gekocht, so besitzt z.B. rohes Franzosenkraut (Galinsoga parviflora) 6 mal mehr Vitamin A als eine Kohlrabi oder 4 mal soviel Eisen. Ein bekannter Diätmittelhersteller geht mit der Behauptung auf Kundenfang, dass eine Tageseinheit seiner Vitaminkapseln dem Gehalt von 60 kg üblicher Nahrung entspräche. Dabei handelt es sich lediglich um eine Dosis, welche die Weltgesundheitsorganisation für empfehlenswert hält. Natürlich greifen wir jetzt nicht auf diese Mittel zurück, die ohne Zweifel bei schwerer Unterversorgung ihren Nutzen zeigen. Bei diesen Vitaminkombinationen handelt es sich meist um künstliche Gebilde, die nur bedingt die natürlichen Vitamine ersetzen können und die Palette notwendiger Vitalstoffe nie erreichen werden. Zudem hat sich herausgestellt, dass das künstliche Vitamin A das Krebsrisiko bei Rauchern erhöhen kann.

Bei der Berechnung von Vitaminen in der üblichen Kost bin ich früher zu ähnlichen Ergebnissen gekommen. Damals stellte sich mir die Frage: Entweder, wir sind alle unterversorgt oder die Empfehlungen des täglichen Vitaminbedarfs sind falsch. Heute weiß ich, dass die Empfehlungen richtig sind, denn mit einer naturbelassenen Nahrung, reich an Wildpflanzen, werden die Werte leicht erreicht.

---

[1] Konserven, Teigwaren, bestrahlte, erhitzte oder chemisch veränderte Nahrungsmittel, Süßwaren, usw. Ja, liebe Leser, auch die beliebte Spaghetti mit Tomatensoße und Pizza sind eine Katastrophe für unsere Körper. Meerschweinchen z.B. mit ihrem hohen Vitalstoffbedarf werden nach kurzer Zeit schwer krank durch eine solche Kost.

[2] Untersuchungen von J. Markus haben ergeben, dass durch eine vitaminlose Kost, die Vitaminspeicher beim Menschen bereits nach 30 Tagen erschöpft sind; schon nach 10 Tagen verändert sich der Zellstoffwechsel. Klinische Symptome stellen sich nach 35 Tagen ein, während sich die ersten organischen Veränderungen erst nach 170 Tagen zeigen; nach 250 Tagen sind die Schäden irreversibel. Diese Forschungsergebnisse sind eine Erklärung dafür, weshalb eine Nahrungsumstellung auf Wildkräuter und frisches Obst so schnell Erfolge zeigen kann.

Einzelne Inhaltsstoffe auf 100g essbarem Anteil

Inhaltsstoffe	in	Kohlrabi	Schweinefleisch	Mandel	Giersch	Franzosenkraut	Sojabohnen	Gelatine	Mango
Kalium	[mg]	380	315	835	587	417	**1740**	20	190
Magnesium	[mg]	4	25	170	35	64	**245**	–	18
Calcium	[mg]	70	11	250	132	**372**	255	11	12
Mangan	[mg]	130	60	**2000**	650	760	3	–	–
Eisen	[mg]	1	2	4	2,6	4,8	**9**	0	0,4
Zink	[mg]	0,26	1,39	**2**	1	0,5	1	–	–
Vitamin B1	[mg]	0,05	0,82	0,22	0,4	**1,2**	0,99	0	0,045
Vitamin C	[mg]	65	2	1	**142**	90	–	0	40
Vitamin E	[mg]	–	0,08	0,9	**1,7**	**1,7**	1,5	–	1
Kohlenhydrate	[g]	3,9	0	9,4	0,5	2	6,1	0	**12,5**
Fett	[g]	0,1	13	**54,1**	0,42	–	18,1	0,1	0,3
Eiweiß	[g]	1,9	19	18,3	8,37	3,29	36,9	**84,2**	0,6
Arginin	[mg]	120	1300	2700	393	–	2580	**7450**	20
Leucin	[mg]	80	1700	1400	613	–	**3110**	2740	0,7
Methionin	[mg]	15	520	300	175	–	640	**760**	–
Tyrosin	[mg]	–	800	600	281	–	**1370**	300	0,4
Valin	[mg]	60	1200	1100	320	–	1937	**2130**	1

Quelle: Souci und Konz: Wissenschaftliche Verlagsgesellschaft Stuttgart, Lebensmitteltabellen und „Der große Gesundheits-Konz“, Universitasverlag

Kleine Nährstofftabelle

(siehe Tabelle links)

Leider führen solche Nährstoff-Analysen zu dem falschen Glauben, man bräuchte nur eine bestimmte Nahrung auszuwählen, um gesund leben zu können. Das funktioniert mit Sicherheit nicht. Mir würde es z.B. sehr schwer fallen, müsste ich in den Wintermonaten auf die Mango verzichten. Man könnte das mit dem hohen Kohlehydratanteil begründen, aber auch die Banane mit ihrem hohen Kohlehydratanteil vermag die Mango nicht zu ersetzen. Esse ich dagegen im Sommer verschiedene Beeren, besteht kein Verlangen nach Mango mehr. Auch die Behauptung, Fleisch sei als Eiweißquelle unentbehrlich, ist zu widerlegen. Soja oder Erdnuss haben höhere Eiweißanteile als Fleisch. Gelatine, eine überaus reichhaltige Eiweißmasse, die alle wichtigen Aminosäuren enthielte, ist leider für eine gesunde Ernährung unbrauchbar, denn der Körper besitzt keine Enzyme um sie aufzuschlüsseln.

Jede Nahrung wird im Verdauungstrakt anders aufgeschlüsselt. Weiter entstehen unterschiedliche Zerfallsprozesse, wenn nicht genügend Verdauungsenzyme zur Verfügung stehen. Fleisch geht in Verwesung über, während bei Nüssen mit gleich hohem Eiweißanteil nicht damit zu rechnen ist. Nüsse (auch Soja) behindern durch ihre Enzymhemmer die Nahrungsaufspaltung, weshalb es nicht möglich ist, sich mit Nüssen auf Dauer zu ernähren. Sicher spielen viele weitere Faktoren eine wichtige Rolle, die so einfach nicht zu durchschauen sind. Wir kommen also nicht darum herum, in unseren Körper hinein zu fühlen und uns sagen zu lassen, was er verlangt und was uns bekommt. Interessant bei den Wildkräutern ist ihr hoher Eiweißanteil und Vitamin-C-Gehalt. Die weitläufige Meinung, Vegetarier seien mit Eiweiß unterversorgt, weil sich nicht genügend Eiweiße in ihrer Nahrung befänden, trifft also nur auf „Schoko-Vegetarier“ zu.

Wie sieht eine gesunde Nahrung aus?

Der Mensch ist ein Gemischtkost-Esser. Blätter, Früchte, Wurzeln und Samen stehen auf seinem Speiseplan. Mengenmäßig verteilt sich der jeweilige Gewichtsanteil in gleicher Reihenfolge nach unten. Das heißt, die chlorophyllhaltigen Pflanzen stehen mengenmäßig ganz oben. Hier besteht in unserer Gesellschaft ein unglaublicher Mangel. Unsere Kulturpflanzen besitzen nur noch einen Bruchteil von dem an Chlorophyll, Vitaminen und Spurenelementen, was unsere Wildpflanzen zu bieten haben. Durch den Genuss von Grünpflanzen werden viele Krankheiten unmittelbar geheilt. Wilde Grünpflanzen führen

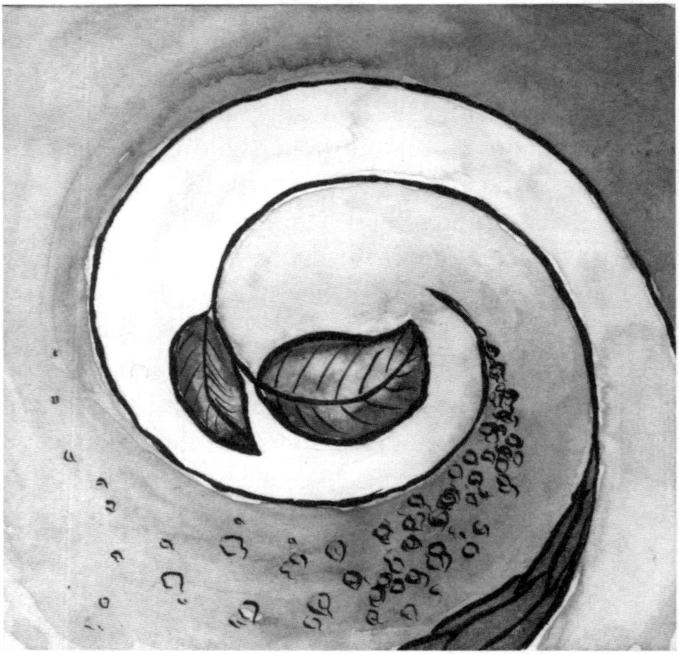

außerdem zu einer schnellen Sättigung. Als nächstes kommt das Obst, das meist für Diätzwecke gegessen wird. Obstgenuss alleine bringt aber keine Sättigung, weshalb solche Kuren bald wieder aufgegeben werden. Wer satt werden will, muss immer Wildpflanzen mit dazu essen. Wurzeln werden in geringerer Menge gegessen. Meist reichen Karotten-, Rettich- und Selleriewurzeln aus, um das Essen abzurunden. Samen, wie z.B. Nüsse, werden nur zur Erntezeit in geringen Mengen verzehrt. Samen verfügen über die Eigenschaft, sich zu konservieren, indem sie Enzym-Antagonisten produzieren, die sie unverdaulich machen. Wer also zuwenig Verdauungsenzyme bereitstellen kann, verträgt keine Samen und scheidet diese zum Teil wieder unverändert aus.

Eine alternative Möglichkeit wäre das vorherige Ankeimen der Samen. Die Pflanze baut dann, damit sie austreiben kann, ihre Enzymhemmer ab.

Im Unterschied zu Tieren hat der Mensch die Möglichkeit, verschiedene Pflanzen auf einmal zu essen. Das scheint von der Natur so nicht vorgesehen zu sein. Wenn säurehaltige Nahrung mit stärkehaltiger Nahrung gemeinsam gegessen wird, bekommen manche Menschen Blähungen. Das heißt, beide Produkte zusammen können nicht richtig verdaut werden. Zur Verdauung von Zucker und stärkehaltigen Produkten benötigt der Körper im Darm einen basischen Speisebrei, für die Eiweißverdauung wird ein saurer Speisebrei benötigt. Nicht jeder Mensch reagiert hier gleich empfindlich.

Neutrale Lebensmittel sind die meisten Wildkräuter und das Gemüse, soweit sie nicht erhitzt werden (können entweder mit zucker- und stärkehaltigen **oder** mit eiweißhaltigen Lebensmitteln gegessen werden).

Zucker- und stärkehaltige Lebensmittel sind getrocknete Früchte, Bananen, Topinambur, (Getreide und Kartoffel)[1] (nicht zusammen mit säurehaltigem Obst essen).

Eiweißhaltig sind alle (tierischen Produkte und Soja)[1] (nur mit sauren Produkten zusammen essen).

Saure Produkte sind Beeren, Kernobst, Zitrusfrüchte, Ananas (diese niemals mit Getreide oder anderen stärkehaltigen Speisen mischen).

Viele Nüsse mit Datteln oder Rosinen zusammen gegessen, führen ebenfalls zu Blähungen mit unangenehmen Gerüchen.

Wer über weitere Erfahrungen berichten kann, teilt mir das bitte mit.

Die Zusammenstellung der Nahrung für einen Tag kann folgendermaßen aussehen:

Morgens eine Avocado mit einer Hand voll frischen Wildkräutern, eine Banane und eine Mango.

Mittags ein grüner Blattsalat, kombiniert mit Wildkräutern, Tomaten, Gurken, usw.

Abends eine Banane mit frischen Wildkräutern und ein paar Nüsse. (Zu Banane passt Giersch und wildes Stiefmütterchen).

Zwischendurch können Karotten, verschiedene Früchte, wenig Nüsse und ein paar unbehandelte Trockenfrüchte und dergleichen gegessen werden.

Die Menge kann zwar beliebig erhöht werden, besser ist es aber, mehrere kleine Mahlzeiten einzunehmen. Immer daran denken: Grünkost steht an erster Stelle, ansonsten baut sich keine Muskulatur auf, und es entsteht eine Mangelernährung.

Es wurden in der Zusammenstellung nur exotische Früchte erwähnt, das hat seinen bestimmten Grund. Exotische Früchte decken, auch wenn sie aus konventionellem Anbau stammen, immer noch besser den Vitalstoffbedarf als unsere heimischen Früchte, wenn sie industriell angebaut werden. Äpfel, Zwetschgen, Birnen, Mirabellen und Beerenobst sind mit den Tropenfrüchten dann als gleichwertig zu betrachten, wenn sie auf ungedüngten (wenn, dann nur Komposterde verwenden) Feldern gesammelt werden. Von daher mein Aufruf, selbst Streuobstwiesen anzulegen und alte Fruchtsorten zu kultivieren.

---

[1] nicht zur Urtherapie geeignet

Warum Rohkost?

Werden rohe Pflanzenteile auf einen Haufen geworfen, beginnen diese langsam zu verrotten. Vor den Mikroorganismen die sich dabei entwickeln, brauchen wir uns nicht zu fürchten, denn sie verursachen in unserem Körper keinen Schaden. Werden die Pflanzenteile aber zuvor gekocht, entsteht eine schimmlige Masse, von der eine Gesundheitsgefahr ausgehen kann. Der Mensch lebt in einer Symbiose mit der Natur, das hat er leider vergessen. Überall wo der natürliche Ablauf behindert wird, entstehen lebensfeindliche Bedingungen. Das ist auch der Grund, weshalb gekochte Speisen dem Komposthaufen schaden. Nicht anders ist es, wenn gekochte Speisen in den Darm gelangen. Jede unnatürliche Veränderung der Speisen hat eine unnatürliche Keimbesiedelung im Darm zur Folge.

Es ist nicht zu leugnen, gekochte Nahrung wird durch die Verdauungsenzyme leichter zerlegt, weshalb gekochte Nahrung dem Kranken scheinbar besser bekommt. Gleichzeitig werden aber wichtige Vitalstoffe zerstört, welche für die Produktion und das Funktionieren der Verdauungsenzyme notwendig sind. Hier entsteht ein Teufelskreis, den es zu durchbrechen gilt[1]. Reichen die Verdauungsenzyme nicht mehr aus, entsteht im Darm eine gärende und faulende stinkende Masse. Die Gifte, die hier entstehen, sind nicht zu unterschätzen, denn sie belasten das gesamte Organsystem.

Auch Sterben im Siechtum ist häufig Folge einer Vergiftung über den Darm, wenn nicht bereits Arzneimittel[2] Auslöser des Siechtums sind. Hier habe ich die starke Vermutung, dass die verabreichten Medikamente nicht das Leben im Siechtum verlängern, wie das gerne von Medizinern behauptet wird, sondern selbst Ursache des Siechtums sind. Menschen die unter keiner Medikation stehen, leben wahrscheinlich länger[3], und das Siechtum bleibt ihnen häufig erspart.

Wenn dennoch vor einer Rohkosternährung gewarnt wird, wurde folgendes nicht beachtet:

1. Der angelegte Maßstab orientiert sich an Schlechtkostessern und ist von daher untauglich.

2. Ein kranker Organismus kommt mit einer schnellen Umstellung nicht zurecht.
3. In der Umstellungsphase sieht man dem Körper an, wie es wirklich um ihn steht. Daraus wird der falsche Schluss gezogen, das sei bereits die Folge der umgestellten Ernährung.
4. Nicht jeder, der Rohkost isst, lebt auch ansonsten gesund und kann als Beispiel dienen.
5. Der Mensch hat verlernt, ausgiebig zu kauen, weshalb bei manchen Neu-Rohköstlern nicht genügend Nährstoffe freigesetzt werden. Das intensive Kauen ist bei der Rohkost unbedingt notwendig.

Wer alle wichtigen Regeln befolgt und diese zur Selbstverständlichkeit werden lässt, der wird dem zustimmen, was mir ein Sechzigjähriger nach einem Jahr der Umstellung mitteilte:

„Ich fühle mich kräftiger, leistungsfähiger und gesünder als vor 30 Jahren."

---

[1] Hier kann es notwendig sein, langsam auf Rohkost umzusteigen oder Verdauungsenzyme der Rohkost beizufügen.

[2] Bereits die einmalige Gabe eines Psychopharmakons kann ausreichen, um den Verstand eines kranken Menschen für immer zu verwirren.

[3] In Griechenland nehmen die Menschen weitaus weniger Medikamente zu sich als bei uns und leben im Schnitt 4 Jahre länger.

Wo finde ich Wildkräuter?

So lange ist es noch gar nicht her, als ein Großteil der Wildpflanzen, die wir heute abfällig als Unkraut bezeichnen, dem Menschen zur Nahrung dienten. Der Wunsch, sich aus der Natur zu lösen, alles noch besser als unser Schöpfer zu machen, (Gottähnlichkeit zu erlangen) und die Dinge berechenbar zu gestalten, hat den Menschen dazu verführt, seine Nahrung selber herzustellen.

Dabei hat die Natur es verstanden, die Lebensräume perfekt zu gestalten, denn die essbaren Wildkräuter stehen mit dem Menschen in einem symbiotischen Verhältnis. Wo keine Menschen siedeln, ist es auch um essbare Wildkräuter schlecht bestellt. Die meisten essbaren Kräuter würde es überhaupt nicht geben, würde bei uns kein Ackerbau betrieben. Melde, Fuchsschwanz, Gartenschaumkraut, Breitwegerich, Wegwarte, Franzosenkraut, Malve, Stiefmütterchen usw., sie alle wachsen nur an Stellen, wo der Boden aufgebrochen oder eine Verbuschung bzw. Verwaldung künstlich zurückgehalten wird. Daher können wir heute nur bedauern, dass die besten Pflanzen ausgerechnet dort wachsen, wo wir uns kaum getrauen, etwas davon zu nehmen, also an Straßen, Wegen und Schutthalden.

Ein Eldorado von Wildpflanzen finden wir auf brachliegenden Äckern in den ersten beiden Jahren, wenn der Boden nicht zu stark mit Wildkräutervernichtern bearbeitet wurde, wie das z.B. beim Maisanbau extrem der Fall ist. Danach gehen die essbaren Wildkräuter wieder zurück. Deshalb werden viele Wildkräuter auch als Pionierpflanzen bezeichnet. Eine weitere Fundstelle sind Waldränder. Auch diese finden sich in der ursprünglichen Natur nicht. Hier treffen wir auf Giersch, Günsel und Miere.

Das was wir heute als Natur bezeichnen, ist nichts weiter als ein Nostalgie-Begriff. Für den früheren Menschen war die Natur die vom Menschen geordnete, d.h. der Garten und damit das gesamte Kulturland. Unberührte Natur war Gleichnis der unerlösten Welt, sozusagen Wildnis, unberechenbares Teufelswerk. Dieser Mythos hängt uns heute noch an, wenn wir Naturschutz betreiben, ein Bild zu gestalten versuchen, das es in der Wildnis nicht gibt. Zudem neigen wir immer noch dazu, das was uns an die Abhängigkeiten der Natur erinnert, schlecht zu machen. Das ist auch der Grund, weshalb Umweltprojekte so schwer zu verwirklichen sind, die Urtherapie als lächerlich bezeichnet wird und die Menschen das Gift ohne schlechtes Gewissen über die Erde verteilen.

**O große Kräfte sind's, weiß man sie recht zu pflegen,
die Pflanzen, Kräuter, Stein in ihrem Innern hegen.**

Heute werden ihnen diese Kräfte mit viel Beifall streitig gemacht.

Wer etwas Boden besitzt, soll im Herbst die Erde aufbrechen, damit sich im Frühjahr die ersten Pionierpflanzen ansiedeln können. Danach kann der Boden 2-3 Jahre unbearbeitet liegen bleiben. Mehrjährige Pflanzen können beim Bearbeiten des Bodens ruhig stehen bleiben.

Wer gerne Topinambur isst, der sucht sich im Feld eine brachliegende Fläche, mit weichem Boden und pflanzt sie dort ein. Die konkurrierenden Gräser werden problemlos überwachsen. Vom Spätherbst bis zum Frühjahr werden, je nach Bedarf, mit dem Stengel die daran hängenden Knollen heraus gezogen. Die im Boden zurückbleibenden Knollen treiben im kommenden Jahr wieder aus.

Kleiner Tipp
Alte Komposthalden im Feld eignen sich zum Aussähen von Kürbis und Tomaten.

Essbare Wildkräuter, die fast das ganze Jahr über gefunden werden: Giersch (Aegopodium podagraria), Labkraut (Galium mollugo), Breitwegerich (Plantago major), Spitzwegerich (Plantago lanceolata), Vogelmiere (Stellaria media), Löwenzahn (Taraxacum officinale), Schafgarbe (Achillea millefolium), Gänseblümchen (Bellis perennis), Ampfer-Knöterich (Polygonum lapathifolium), Taubnessel (Lamium album), Rotklee (Trifolium pratense).

Saisonpflanzen:
Melde (Chenopódium álbum), Franzosenkraut (Galinsoga parviflora), Wegmalve (Malva neglecta), Wegwarte (Cichorium intybus), Taubenkropf (Silene vulgaris), Weidenröschen (Epilodium angustifolium), wildes Stiefmütterchen (Viola tricolor), junge Linden- (Tilia platyphyllos) und Buchenblätter (Fagus sylvatica)

Gewürzpflanzen:
Gundermann (Glechoma hederacea), Schaumkraut (Cardámine praténsis), Salbei (Sálvia praténsis), Dost (Origanum vulgare), Thymian (Thymus pulegioides), Minze (Mentha aquatica), Meerrettich (Armorácia rusticána), Bärlauch (Allium ursinum), Ackersenf (Sinapsis arvensis), Kresse (Nasturtium officinale), Sauerampfer (Rumex acetosa).

In der Regel können auch die ähnlich aussehenden Vertreter der gleichen Pflanzenfamilie gegessen werden, wie z.B. Vogelmiere und Sternmiere. Zuvor sollte das aber anhand von Fachliteratur überprüft werden.

Vorsicht:
Kerbel, Kümmel und ähnliche Doldenblütler sollen nicht gegessen werden, da sie leicht mit den sehr giftigen Schierlingsgewächsen verwechselt werden.

Benötigt der Mensch tierische Produkte?

Unter natürlichen Bedingungen besteht beim Menschen die Abneigung, ein Tier, das ähnliche Augen hat wie er, zu töten, und auch ein Ekel davor, in dessen Fleisch zu beißen.

Fleischfressende Tiere haben einen kürzeren Darm als Pflanzenfresser, verwerten mit Salmonellen befallenes Fleisch unbeschadet und verstoffwechseln die Harnsäure, weshalb es nicht zur Gichterkrankung kommen kann. Der Mensch ist in der Lage, unbeschadet einen faulen Apfel zu essen, aber beim Fleischverzehr sind strenge Hygiene-Vorschriften vonnöten, um gefährliche Vergiftungen durch verdorbenes Fleisch zu vermeiden.

Die eigentliche Nahrung des Menschen besteht aus Pflanzenkost. Daran kann kein Zweifel bestehen. Zum Speiseplan der Urmenschen gehörten sicher auch Insekten.

Viele glauben aber dennoch, nicht ohne tierische Produkte auszukommen zu können. Die Behauptung, in der Schlechtkost und im Fleisch befänden sich Suchtstoffe, weshalb die meisten Menschen nicht davon lassen könnten, ist natürlich falsch. Warum der Körper immer wieder nach Schlechtkost verlangt, das wurde bereits im Kapitel „Kleine Ernährungslehre“ erwähnt. Beim Fleisch verhält es sich anders. In ihm sind wichtige Vitalstoffe enthalten, die der Körper zum Überleben verwenden kann. Der Fleischesser kommt von daher mit seiner Schlechtkost weitaus besser zurecht als der Veganer (meidet alle tierischen Produkte), wenn dieser über eine beschränkte Nahrungspalette verfügt. Die richtige Zusammenstellung einer pflanzlichen Kost ist in unseren Breitengraden zeitaufwendig, und die notwendige Nahrungspalette ist nicht zu jeder Jahreszeit verfügbar.

Als der Mensch in die kälteren Klimazonen vorgedrungen war, hatte er nicht das reichhaltige Angebot an Früchten, Gemüsepflanzen und Wildkräutern vorgefunden, wie wir das heute kennen. Das Essen von Fleisch war für ihn überlebenswichtig. Ohne Fleisch hätte der Mensch bestimmt keinen Winter überstanden. Der Fleischverzehr war aber keine Selbstverständlichkeit, denn der Mensch war zu der damaligen

Zeit noch nicht in der Lage, zwischen sich und dem Tier zu unterscheiden. Der Urmensch konnte noch ungehindert seine Seele in das Tier hinein projizieren, weshalb er sich mit ihm in Verwandtschaft wähnte. Das Tier wurde als Geschwister bezeichnet, von denen sich manche in Hungerzeiten opferten, um dem weiter entwickelten Menschen das Überleben zu sichern. Wiederum andere Tiere waren heilig und durften niemals durch Menschenhand Schaden erleiden. Als der Fleischkonsum als selbstverständlich angenommen wurde, stellten sich auch schon die ersten Krankheitszeichen ein, wovon so mancher alte Heilpflanzenname heute noch kündet. Z.B. Giersch oder auch Geißfuß genannt, was nichts anderes bezeichnet als ein Krankheitsbild, das auf einen übermäßigen Fleischkonsum zurück zu führen ist.

Wer die Vielfalt der köstlichen frischen Tropenfrüchte genießt und dazu grüne Pflanzenteile isst, für den spielen Schlechtkost und Fleischkonsum keine Rolle mehr. Ist die Gewöhnung an die vegetarische Vitalkost einmal vollzogen, so kann nicht beliebig auf Schlechtkost zurückgegriffen werden, weil sich der Körper dann wehren und sie erbrechen würde. Diejenigen aber, welche versuchen, sich als Veganer überwiegend mit Äpfeln, ab und zu einer abgelagerten Tropenfrucht oder mit Getreide, etwas Gemüse usw. über Wasser zu halten, werden eine Bruchlandung erleiden. Hierzu wünsche ich mir Zuschriften von jedem, der mit dieser Ernährung zufrieden und gesund geblieben ist. Ich habe einige gesund aussehende Veganer befragt, die mir vertraulich bestätigten, dass sie unter ihrer Kost litten und heimlich auf Abwege gingen, was schwere Gewissenskonflikte zur Folge gehabt hätte. Dabei ist mir aufgefallen, dass ausgerechnet jene Vegetarier am meisten missionieren, die mit ihrer Ernährung am wenigsten zurecht kommen. Mit Dogmen allein ist noch keinem geholfen worden. Was Wunder, wenn auf diese Weise immer wieder das Kind mit dem Bade ausgeschüttet wird und Fortschritte ausblieben.

Das Schädliche am Fleisch, den Eiern und der Milch ist das Entstehen von Fäulnis im Darm, die den Organismus schwer belastet. Gifte, die durch Fäulnis im Darm entstehen, diffundieren durch die Darmwand und beeinflussen alle Stoffwechselvorgänge, auch das Gehirn. Die

Leber als zentrales Entgiftungsorgan ist davon unmittelbar betroffen. Das scheint auch der Grund zu sein, weshalb bei manchen Leberschäden ein Ekel vor Fleisch besteht. Zudem fördert Fäulnis im Darm das Darmkrebsrisiko. Das wurde in einer zehnjährigen Studie im Krebsforschungszentrum Heidelberg belegt. Unter allen untersuchten Fällen befand sich nicht ein Vegetarier.

Warum leben aber nun die Schlechtkostesser dennoch solange „gesund"? Betrachten wir die Ausscheidung des Darm unter einem Mikroskop, so ist unschwer zu erkennen, dass sich der Stuhl überwiegend aus den unterschiedlichsten Bakterien zusammensetzt. In der Regel besteht der Stuhl aus einem Bakterienanteil von 80 %. Ohne diese Keime wäre der Mensch nicht lebensfähig. Die Keime stehen in einem symbiotischen Verhältnis zu unserem Körper. Ob sie nun unverdaute Bestandteile aufschlüsseln, damit diese vom Darm aufgenommen werden können, selbst mit ihrem Stoffwechsel Vitalstoffe produzieren oder beim Zerfall selbst als Nahrung zur Verfügung stehen, das vermag im einzelnen wohl keiner zu sagen, auf jeden Fall aber sind sie in der Lage, in einem bestimmten Rahmen den Körper mit Vitalstoffen zu versorgen, ohne dass solche in der Nahrung vorkommen müssten, wie z.B. das Vitamin K. Daraus lässt sich leicht ableiten, warum wir mit Schlechtkost so lange überleben können. Voraussetzung dafür muss allerdings eine stabile, funktionstüchtige Bakterienflora sein. Um diese zu erreichen, darf nicht „zu viel auf einmal" und nicht „kreuz und quer" gegessen werden. So lautet ja auch das Patentrezept der Alt gewordenen: ‚Lebe mäßig!'.

Die künstlichen Zusätze, Bestrahlung, Konzentrate usw., die heute in den Nahrungsmitteln Verwendung finden, schaden dem Körper nicht nur auf direkte Weise, sondern verändern auch die vorhandene Bakterienflora. So erklärt sich, weshalb die ersten Krankheitszeichen immer früher in Erscheinung treten.

Ist der Bakterienhaushalt im Darm einmal zu seinen Ungunsten verschoben, was auch infolge einer abrupten Nahrungsumstellung nicht selten zu beobachten ist, muss eine Fastenkur mit Heilerde eingelegt werden, um mit dem Aufbau von vorne zu beginnen. **Erde** mit ihrem natürlichen Bakteriengehalt hat sich hier als sehr hilfreich erwiesen.

Eine Umstellung der Eßgewohnheiten muss langsam erfolgen, damit sich die Bakterien an die neuen Verhältnisse anpassen können.

Zurück zur tierischen Kost. Für Fleisch, Eier und Milch besteht in unserer Nahrung nicht der geringste Bedarf, das haben unzählige Menschen bewiesen, indem sie schon über Jahre diese Produkte meiden. Was den Käse betrifft, so kann dieser nicht als tierisches Produkt bezeichnet werden. Der Ausgangspunkt von Käse ist ein tierisches Produkt, der Käse selbst ist aber eine von Bakterien erzeugte Masse. Milchsäurebakterien, welche die Milch zersetzen, machen auch einen Teil der natürlichen Darmflora aus, weshalb man sagen kann: Käse ist eine vorverdaute, bakterienhaltige Nahrung, die dem Körper bekannt ist, so dass es auch zu keiner Käsevergiftung kommen kann.

Hier meine ich lediglich den selbst gesäuerten Frischkäse; denn was in den Geschäften als Käse verkauft wird, ist häufig ein Kunstprodukt der Chemie. Frischkäse wird gut vertragen und erzeugt eine Zufriedenheit beim Essen, die aus den wichtigen Vitalstoffen resultiert, die in ihm vorhanden sind. In kleinen Mengen genossen, stellt Frischkäse bei der Umstellung und bei geringem Angebot an frischen Tropenfrüchten eine wichtige Alternative dar, um nicht auf Schlechtkost zurückgreifen zu müssen. Tierfreunde, die sich dagegen verwehren, dürfen nicht vergessen, dass Milchtiere, wie die meisten essbaren Wildkräuter auch, mit uns in Symbiose stehen. Solche gegenseitigen Abhängigkeiten sind im Tier- und Pflanzenreich weit verbreitet.

Gewichtsverlust bei der Umstellung

Wer seine konventionelle Ernährung (Schlechtkost) aufgibt und eine vitalstoffreiche Ernährung aufnimmt, wird sich zu Beginn über sein kümmerliches Aussehen wundern. Eingefallene Wangen z.B. vermitteln nicht unbedingt das Aussehen blühender Gesundheit. Wenn der Körper eine vitalstoffreiche Ernährung erhält, beginnt er Wasser aus dem Gewebe abzugeben und seine Fettdepots abzubauen. Die schwache Muskulatur, die unter den Fettpolstern verborgen lag, reicht nicht aus, um dem Körper seine ästhetische Form zu geben. Der Aufbau kräftiger Muskulatur durch die Vitalkost vollzieht sich wesentlich langsamer als der Verlust alter Fettdepots. Trotz schwachen Aussehens lässt die Muskelkraft nicht nach, sondern erfährt eine Steigerung. Muskeltraining kann den Prozess des Muskelaufbaus beschleunigen, braucht aber nicht intensiv betrieben zu werden, denn auch Tiere treiben keinen Leistungssport und haben eine ausgeprägte Muskulatur. Das heißt aber nicht, dass wir auf Bewegung und Anstrengungen verzichten könnten.

Der Aufbau gesunder Muskulatur kann sich nach der Nahrungsumstellung bis zu 3 Jahren hinziehen. Daraus resultiert immer wieder der irrige Glauben, Vitalkost sei ungesund. Dass sich aber nach der Umstellung die meisten Krankheiten verabschieden und mehr Lebensenergie vorhanden ist, wird oft nicht berücksichtigt.

Warum die Urtherapie manchmal nicht durchgehalten wird

Unser Körper ist aufgrund unserer Essgewohnheit darauf eingestellt, Fett, Eiweiß und Kohlehydrate im Überangebot präsentiert zu bekommen. In der Naturkost stehen diese Stoffe in vergleichbarer Menge nicht zur Verfügung. Doch das heutige übliche Angebot benötigen wir bei weitem nicht. Aber auch bei der Naturkost kommen wir nicht darum herum, diese Stoffe in ausreichendem Maße bereitzustellen. Erschwerend kommt hinzu, dass ein kranker Körper nur schlecht funktionierende Verdauungsenzyme produziert. Daher verlangt der Körper nach den leicht zur Verfügung stehenden Nährstoffen, weshalb es für manche Menschen wichtig sein kann, langsam auf die Naturkost umzusteigen. Unter langsam verstehe ich, in dieser Phase nicht zwischendurch Braten und Torten zu essen. Der Energiebedarf lässt sich leicht durch Hafer, frischen Quark oder Natur-Joghurt, ungeröstete Erdnüsse (keimfähige in Asienläden) und Avocados decken. Dazwischen immer wieder Obst und frische Wildkräuter essen. Wer immer noch nicht zurecht kommt, kann es mit gekochtem Reis, Hirse oder Pellkartoffeln versuchen[1]. Nicht erlaubt sind Fertigprodukte wie Brot, Brotaufstriche, Tofu, usw. Diese ziehen zuviel Energie aus unserem Körper, da sie nur wenig oder keine Vitalstoffe besitzen und den Körper säuern. Sättigend sind Bananen zusammen mit ein paar Nüssen oder anderen Samen, Avocado mit Gurke oder ein grüner Salat mit Tomaten und Zucchini.

Mango, Birne und Karotte schließen den Magen nach dem Essen. Nicht geeignet für den Hunger ist bei Einsteigern der überwiegende Verzehr von saurem Obst, wie Äpfel, Ananas und Orangen, da bei ihnen die Säure auf Dauer die Zähne stumpf werden lässt. Wer das Würzige am Essen vermisst, kann sich einen Salat zubereiten, in dem er eine Avocado mit etwas Öl und Essig zu einem Brei vermischt. Den Brei würzen wir mit verschiedenen Salatkräutern (nicht mit Salz) und Senf mit ganzen Körnern. In den Blattsalat schneiden wir zusätzlich Tomaten, Gurken, dazu verschiedene Wildkräuter und alles wird miteinander gemischt. Wem das nicht schmeckt, der soll die Urtherapie aufgeben. Auf keinen fall darf die Salatsoße mit Sahne angerührt werden.

Wer über das nötige Taschengeld verfügt – ungefähr 100 DM in der Woche – soll sich dafür im Direktversand Früchte aus den Tropen bestellen. Der Genuss, welchen die Früchte durch ihr Aroma bescheren, ist mit keiner Schlechtkost zu ersetzen. Wer krank ist, soll auf jeden Fall frische Tropenfrüchte **genießen**, da wir die Gewährleistung haben, die wichtigen Vitalstoffe zuzuführen.

---

[1] verhindert das schnelle Freiwerden von Giften, was bei einer schweren Erkrankung auch von Vorteil sein kann.

Wenn die Urtherapie fehlschlägt

Wenn der **Gewichtsverlust** unkontrollierbar wird, ist der Körper meist nicht mehr in der Lage, genügend Verdauungsenzyme zur Verfügung zu stellen. Hier ist es ratsam, Enzyme künstlich zuzuführen. Dazu eignen sich die Enzyme der Bauchspeicheldrüse vom Schwein, die in jeder Apotheke bevorratet sind. Wichtig sind die vom Tier, denn andere Enzyme verhindern die Eigenproduktion. Die Dosis kann minimal gehalten werden, muss aber zu jeder größeren Mahlzeit eingenommen werden. Ob der Gewichtsverlust stagniert, ist mit Urinstreifen nachzuprüfen. Wenn keine Ketonkörper im Urin nachzuweisen sind, wird kein Fettgewebe abgebaut.

Wer unter **Blähungen** leidet, soll kurzfristig keine sauren Früchte essen und sollte bei stockenden Winden täglich einen kleinen Dauerlauf unternehmen. Entstehen Blähungen durch Kohl und Zwiebelgewächse, fehlen die Enzyme der Bauchspeicheldrüse.

Wenn der Darm ständig unter **Gärung oder Fäulnis** leidet, sollte mindestens drei Tage gefastet werden. Dabei morgens, mittags und abends ein Teelöffel grüne naturbelassene Heilerde einnehmen. Heilerde kann ruhig täglich morgens oder vor dem Schlafengehen eingenommen werden, besonders dann, wenn die Winde riechen. Bei zu geringem Körpergewicht oder schwerer Erkrankung sollte man während des Fastens selbst gepresste Gemüsesäfte, Wildkräutersäfte und Obstsäfte trinken.

Fruchtsäfte aber nicht mit Gemüse- oder Wildkräutersäften mischen und nicht zusammen mit der Heilerde trinken.

Bei Verdauungsstörungen ist es besser weniger, aber dafür häufiger zu essen. Die Speisen sollen nicht gemischt werden, um eventuelle Unverträglichkeit besser zu erkennen.

Empfindliche Zähne stellen sich ein, wenn überwiegend saure Früchte gegessen werden, wie z.B. Äpfel, Ananas und Orangen. Trockenobst klebt an den Zähnen und fördert durch den Zucker die Karies.

Zahnduschen helfen wirkungsvoll, alte Essensreste zwischen den Zähnen auszuspülen. Beginnen die Essensreste zwischen den Zähnen zu faulen, kann das eine Ursache von Zahnfleischbluten sein. Mit etwas Geschick kann man eine Zahndusche selber bauen, indem man mit einer Reduzierung einen kleinen Schlauch am Wasserhahn anbringt. Die Zahndusche ersetzt nicht die Zahnbürste.

Wenn die natürliche Bakterienflora im Darm gestört ist, besteht bei Menschen, die auf alle tierischen Produkte verzichten (Veganern), die Gefahr eines **Vitamin B12-Mangels**. Erstes Anzeichen ist eine gleichbleibende **Müdigkeit**, welche sich durch eine hohe Gabe von Vitamin B12 (1000µg), in wenigen Tagen bessert. Bei einer gesunden Leber stellt sich ein Vitamin B 12-Mangel erst nach 4 Jahren ein, weshalb die Zusammenhänge nicht deutlich in Erscheinung treten. Naturbelassene Heilerde verbessert in der Regel die Bakterienflora. Wer allerdings einen B 12-Mangel hat, sollte unbedingt Vitamin B 12 einnehmen. Die weiteren Folgen eines Mangels sind Blutbildveränderungen und Sensationen wie **Ameisenlaufen** in den Beinen **und Brennen** der Zunge.

Komplikationen stellen sich auch dort ein, wo mit Gewalt nach der Urtherapie gelebt wird, ohne die Wirkung zu reflektieren. Es bedarf der besonderen Sorgfalt und ein feines Gespür für den eigenen Körper, in der Fülle der Natur das Richtige für sich zu finden. Das ist nicht einfach, dazu sind nicht alle in der Lage, weshalb man Verständnis für die Menschen zeigen soll, welche diesen Weg nicht gehen.

Frauen, welche streng nach der Urtherapie leben, verlieren ihre **Menstruation**. Das darf aber nicht als Nährstoffmangel fehlgedeutet werden, wie das immer wieder geschieht. Mir wurde sogar bekannt, dass Ärzte in diesem Fall den verunsicherten Frauen Hormone verschreiben. Dazu besteht kein Anlass, noch macht das therapeutisch einen Sinn. Auch wenn die Menstruation ausbleibt, ist die Empfänglichkeit weiterhin gewährleistet. Frauen, die ihre Morgentemperatur messen, werden anhand der Temperaturkurve feststellen, dass ihr Zyklus weiterhin besteht. Auch der Schleimpfropf, der sich nicht selten vor dem Eisprung im Urin findet und auf die Empfänglichkeit hinweist, ist weiterhin vorhanden. Also, wer sich ein Kind wünscht, hat weiterhin die Möglichkeit, schwanger zu werden, auch wenn die Monatsblutung aus-

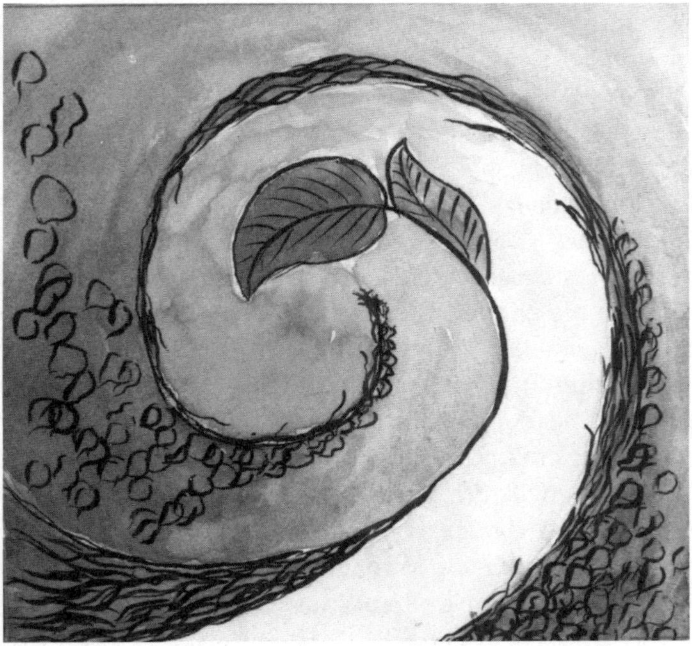

bleibt. Der günstigste Zeitpunkt für eine Empfängnis kann anhand der Temperaturkurve ermittelt werden. Bleibt die erhöhte Temperatur > 37 °C über 30 Tage bestehen, ist eine Schwangerschaft wahrscheinlich. Entsprechende Literatur ist im Buchhandel ausreichend vorhanden. Wer etwas über die natürliche Geburt erfahren möchte, kann dies im „Großen Gesundheitskonz“ nachlesen.

Das Fasten

Wer krank ist, für den kann es von Vorteil sein, die Nahrungsaufnahme für eine bestimmte Zeit einzustellen.

Hat ein kranker Mensch seinen Appetit verloren, sorgen sich die wohlmeinenden Angehörigen in aller Regel darum, wie sie den Kranken zusätzlich mit Essen „plagen" können.

Weil bloße Meinungen offensichtlich schnell einen höheren Stellenwert über die Signale des eigenen Körpers gewinnen, entsteht eine fatale Bereitschaft, gegen die eigene Natur zu handeln. Würde dem Appetitverlust nachgegeben, brächte dies dem Körper die notwendige Entlastung, um die entsprechende Energie zum Aufbau der Selbstheilungskräfte bereitstellen zu können. Chronisch kranke Menschen leiden übrigens selten unter Appetitmangel, weil bei ihnen die Selbstheilungskräfte erst gar nicht in Gang kommen. Blockiert wird die Selbstheilung durch einen Vitalstoffmangel und oder eine Schadstoff-Überbelastung. Schadstoffe aus der Umwelt machen einen Teil der Belastung aus, weitaus relevanter jedoch ist der Darminhalt als solcher. Verminderte Produktion von Verdauungsenzyme, ein Überangebot von Eiweiß, Fett oder Kohlehydraten- zumeist noch denaturiert – führen im Darm zu Fäulnis oder Gärung. Es ist keine feine Nase erforderlich, um zu erkennen, ob sich der Darminhalt in eine Giftküche verwandelt hat oder nicht. Das erste Ziel beim Fasten ist die Entlastung über den Darm. Während dieser Zeit ist es empfehlenswert, lebendige Heilerde einzunehmen. Heilerde ist in der Lage Gift zu binden, gleichzeitig verändert sie durch ihren Bakteriengehalt die Bakterienflora zum Positiven hin.

Bei Schlechtkostessern entsteht zu Fastenbeginn ein relativ schneller Gewichtsverlust, der aber unproblematisch verläuft, da lediglich das vorhandene Schwemmgewebe[1] sein Wasser verliert.

Wird später vermehrt Fettgewebe abgebaut, was wesentlich langsamer geschieht, so sieht die Sache schon anders aus. Werden Gifte im Körper nicht schnell genug zur Ausleitung gebracht, dient das Fettgewebe als Puffer. D.h. bei chronischer Belastung wird das Fettgewebe zum Giftdepot. Aber auch die Knochen und andere Gewebe sind davon betroffen. Wird nun dieses Fettgewebe abgebaut, entstehen für die betreffenden Personen Probleme. Das kann bei Vorliegen einer schweren Erkrankung zu ernsten Komplikationen führen. Daher müssen Schwerkranke mit selbst gepressten Säften fasten, damit sich das Fettgewebe langsam reduziert, der Darm aber entlastet wird. Verliert der Stuhl seinen widerlichen Geruch nicht, so können tiefe Einläufe hilfreich sein.

Der Einlauf kann auch mit 2 Esslöffel Rizinusöl angereichert werden, um einen besseren Reinigungseffekt zu erzielen. Die Spülungen dürfen nicht zur Gewohnheit werden, da der Körper sich schnell daran gewöhnt, was eine Verstopfung zur Folge hat. **Während des Fastens wird viel getrunken**, damit die vermehrten Harnbestandteile nicht die Nierenkanälchen verstopfen. Jeder, der fastet, sollte gelegentlich in ein Glas urinieren und es im Licht betrachten. Der widerliche Geruch und das trübe Aussehen geben Kunde davon, wie es mit dem Innersten steht. Ist der Körper entschlackt, wird der Urin klar und fast geruchlos.

---

[1] Krankes Fett- und Bindegewebe lagert Wasser ein, was zu einem schwammigen Aussehen führt. Wer sich z.B. überwiegend aus der Mikrowelle ernährt, den erkennt man an seinem typisch aufgeblasenen Gesicht.

Wer soll fasten?

Fasten ist hilfreich für alle, die ihre Gesundheit und Vitalität zurückerhalten wollen. Wer gesund ist, und ein gesundes Leben führt, braucht nicht zu fasten.

Einige Erkrankungen bedürfen einer besonderen Berücksichtigung, weshalb sie hier im Einzelnen aufgeführt sein sollen:

- **Allergien**, **Neurodermitis** und andere **Hauterkrankungen**, erfordern ein 2-maliges Fasten im Jahr. Zu Beginn der Umstellung sollten keine Zitrusfrüchte gegessen werden.
- Sind die **Beckenorgane der Frau** betroffen, so darf die Becken-Gymnastik nicht vergessen werden.
- **Depressive** sollten gleichzeitig Spaziergänge in einer offenen unberührten Natur unternehmen.
- Bei **Diabetes mellitus** muss zu Anfang mit einem verstärkten Hungergefühl gerechnet werden.
- Auf **alle Entzündungen** sollte unbedingt mit Fasten geantwortet werden.
- **Bei Kopfschmerz und Migräne** muss nach dem Fasten darauf geachtet werden, welche Lebensmittel die Beschwerden auslösen können.
- An **Leber- und Bauchspeicheldrüsenerkrankungen** Leidende müssen mit unangenehmen Begleiterscheinungen rechnen, die auszuhalten sind.
- Wer **Magenbeschwerden** hat, bei dem führt das Fasten nicht selten zu Anfangsschmerzen, die mit Heilerde behandelt werden. Bei wiederholter Übelkeit und Erbrechen ist die Fastenkur zu beenden.
- Schwer **Übergewichtige** sollten in Etappen fasten, damit der Körper durch das freiwerdende Gift nicht überlastet wird. Wer danach wieder Schlechtkost isst, darf sich nicht wundern, wenn er mehr Pfunde als zuvor bekommt.
- Bei **Malaria und Dengue-Fieber** unbedingt das Essen einstellen und schwitzen. Für eine medizinische Behandlung immer ein tropenmedizinisches Krankenhaus aufsuchen und nicht zum Hausarzt gehen.

- **Nieren, Blasen und Gallensteine** haben ihre Ursache mit im Darm, weshalb täglich Heilerde eingenommen werden soll. Eine gesunde Kost ist obligatorisch.
- **Ohrensausen** kann nur beseitigt werden, wenn der Schaden noch nicht zu lange besteht.
- **Osteoporose** erfordert Bewegung und Sonnenbäder. Es sollen am Anfang keine Zitrusfrüchte gegessen werden. Ausreichend Grünkost ist obligatorisch.
- Bei **Rheuma** besteht die Möglichkeit einer Erstverschlimmerung.
- **Stuhlgangschwierigkeiten** werden nur bei ausreichender Bewegung gebessert; **Darmentzündungen** heilen auf Dauer nur aus, wenn anschließend Gesundkost gegessen wird.
- Vier Wochen **vor einer Operation** sollte 1 Woche gefastet werden, um den Körper zu entlasten. 5 Tage vor der Operation soll mit Säften gefastet werden. Die Körperkräfte müssen dabei erhalten bleiben.
- **Parodontose** erfordert Geduld und konsequente Gesundkost. Eventuell eine Zahndusche zur Reinigung der Zahnzwischenräume verwenden.
- Auch bei **Schnarchen** ist Fasten wirksam.
- **Zellulitis** erfordert anschließende Gesundkost und ausreichende Bewegung.
- Bei **Impotenz** und **Frigidität** soll der Versuch nicht unterlassen werden.
- **Krebskranke** müssen nach dem Fasten konsequent nach der Urtherapie leben. Kompromisse sind nicht möglich. Der Krebskranke muss zusätzlich lernen, sich nicht an ehemaligem Geschehen festzubeißen, und ein eigenverantwortlich selbstständiges Leben führen. Eine nicht organisierte Reise, kann dabei sehr hilfreich sein. Reisen heißt, sich fortbewegen an einen fremden Ort.

Wer soll nicht Fasten?

- **Herzkranke** sollten das Fasten abbrechen, wenn Herzbeschwerden und Pulsunregelmäßigkeiten auftreten.
- **Hormonbehandelte** (Kortison, Östrogen, Insulin usw.) sollten zuvor Medikamente langsam absetzen. Die Kur spricht bei Hormonbehandelten wesentlich schlechter an. Bei Insulinabhängigen bedarf es besonderer Vorsicht.
- Bei **Schilddrüsenüberfunktion** nicht länger als 8 Tage fasten.
- Übergewichtige **Nierenkranke** und **Dialysepatienten**.
- **Untergewichtige** und **Ausgezehrte** sollten maximal 3 Tage fasten.
- **Nervenkranke** (Multiple Sklerose, Parkinson usw.) sollten das Fasten einstellen, wenn sich eine Krise ankündigt.
- **Krebs der Leber oder der Bauchspeicheldrüse**: hier sollte nur 3 Tage gefastet werden.
- **Schwangere** sollen nicht fasten wegen der Vergiftungsgefahr für das Kind.
- **Kinder** sollen nicht fasten. Sollte es doch einmal als notwendig erscheinen (Neurodermitis, Asthma, Krebs usw.), dann an nicht mehr Tagen, als das Kind an Jahren zählt.

Nicht abgebrochen werden muss das Fasten, wenn flaue Gefühle, Reizbarkeit oder Müdigkeit auftreten oder wenn Pusteln aufblühen.

Bei den **progredient verlaufenden Krankheitsbildern, die das Leben bedrohen, wie z.B. Leukoencephalitis, Chorea Huntington, Leukoblastose, Leukämie, Karzinome, Impfschäden** (nicht selten nach einer **Keuchhusten-Impfung**) **usw.**, ist es zwingend, sobald der Verdacht darauf besteht, eine Darmsanierung durchzuführen, damit die Belastung über den Darm beseitigt wird. Die schlechten Darmverhältnisse sind ein nicht zu unterschätzender Faktor, was den Verlauf einer Erkrankung betrifft.

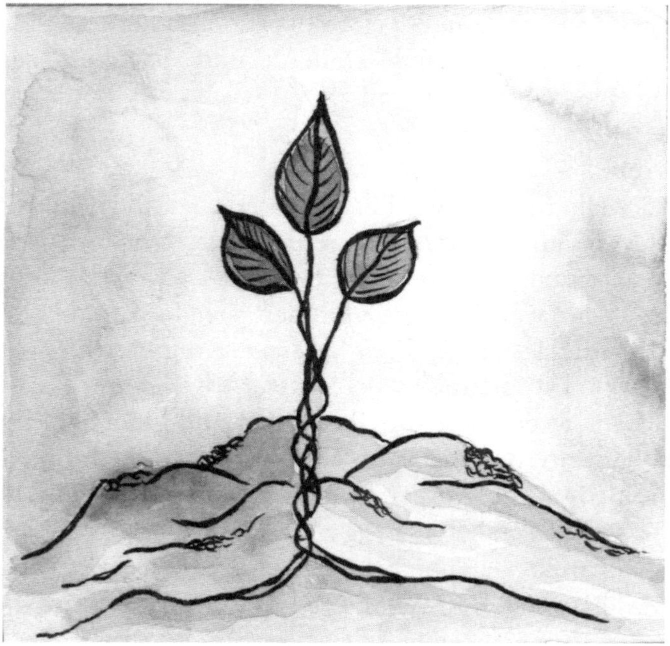

Vorgehen beim Fasten

Vorfasten:

- Drei Tage lang wird der Körper auf das Fasten vorbereitet. Das verhindert einen plötzlichen Anstieg von frei werdenden Giften.
- Jeden Morgen einen Teelöffel Heilerde nüchtern einnehmen.
- Eine Stunde später wird etwas Obst gegessen.
- Ein weitere Stunde später wieder ein Teelöffel Heilerde.
- Mittags wird ungeschroteter Bioleinsamen oder Breitwegerichsamen (im Reformhaus als Flohsamen bekannt) gegessen und dabei ausgiebig gekaut.

- Eine Stunde später etwas Obst.
- Eine weitere Stunde später wieder Heilerde.
- Ungefähr ab 5 Uhr wird wieder etwas Obst gegessen.
- Eine Stunde später Lein- oder Breitwegerichsamen.
- Nach einer weiteren Stunde Heilerde und später ein paar eingeweichte Feigen oder Pflaumen.

Hauptfasten:
Während des Hauptfasten wird morgens, mittags und abends 1 gehäufter Teelöffel Heilerde eingenommen und viel getrunken. Wenn es das Körpergewicht und der Gesundheitszustand erlauben, kann bis zu 3 Wochen gefastet werden. Verschlimmert sich der Krankheitszustand, wird ein Tag mit frisch gepressten Gemüse-, Kräuter- und Fruchtsäften eingelegt. Wer entmineralisiertes Wasser verwendet, darf das nur schluckweise über den Tag verteilt trinken und nicht bei körperlicher Anstrengung. Entmineralisiertes Wasser kann zu bedrohlichen Elektrolyt-Verschiebung im Körper führen. Zur Giftausleitung sind mehrere kleine Mengen generell besser als große. Große Wassermengen, auf einmal getrunken, spülen die Harnwege.

Nimmt das Fasten den Körper zu sehr in Anspruch, wird die Fastenkur nach einer Woche beendet.

Nachfasten:
- Nach dem Fasten wird am 1. Tag morgens, mittags und abends jeweils eine größere Frucht gegessen.
- Die nächsten beiden Tage gleichen den Tagen des Fastenbeginns.
- Danach wird auf die Kost im Sinne der Urtherapie umgestiegen.

Das Trinken

Die Niere ist eines der wichtigsten Ausscheidungsorgane, wenn es darum geht, Stoffwechsel-Endprodukte aus dem Blut zu entfernen. Diese harnpflichtigen Stoffe werden aber nur in Verbindung mit Wasser zur Ausscheidung gebracht. Aus diesem Sachverhalt heraus wird die Empfehlung ausgesprochen, die Trinkmenge so hoch als möglich zu halten. Achten wir allerdings auf unsere Körpersignale, so sperrt sich der Körper vor all zu reichlichem Trinken, wenn als Getränk nur Wasser zur Verfügung steht. Daraus ist abzuleiten, dass reines Wasser nicht mit Tee, Kaffee Limonade, Bier und anderen Getränken verglichen werden kann. Mit geschmacklichen Zusätzen im Wasser wird die natürliche Hemmschwelle gegen all zu reichliches Trinken umgangen, wodurch größere Mengen auf einmal getrunken werden können. Ähnlichen Verhältnissen begegnen wir, wenn wir das Essen würzen, auch dann wird mehr gegessen als der Körper benötigt. Ein Großteil der Schlechtkost wäre nach unserem Dafürhalten sogar ungenießbar, befänden sich keine Geschmacksstoffe im Essen wie Zucker, Salz, Pfeffer, Kunstaromen usw.

Was ist aber von der allgemeinen Empfehlung zu halten, so viel wie möglich zu trinken?

Seit Jahren untersuche ich den Urin meiner Patienten, unter anderem auf sein spezifisches Gewicht. Dabei ist mir aufgefallen, dass mit zunehmendem Alter der Menschen, das spezifische Gewicht des Urins rückläufig ist. Das heißt, mit zunehmendem Alter verliert die Niere die Fähigkeit, harnpflichtige Bestandteile aus dem Blut zu entfernen. Probleme bei der Ausscheidung von Wasser sind seltene Ausnahmen.

Daraufhin habe ich die Frage gestellt, inwieweit ein großes Wasserangebot die harnpflichtigen Bestandteile im Urin beeinflusst. Dem bin ich mit einem Selbstversuch nachgegangen, der Überraschendes ergab: je mehr Wasser getrunken wurde, um so geringer wurde das spezifische Gewicht, womit zu rechnen war. Wird jetzt das spezifische Gewicht der gesamten Urinmenge von 24 Stunden auf einen Liter berechnet, so erreichte ich bei einer Urinmenge von 2 Litern, einen Wert von 1030 und bei einer Ausscheidung von 4 Litern Urin, einen Wert von 1020.

Das heißt, durch das vermehrte Trinken wurden 1/3 weniger Bestandteile zur Ausscheidung gebracht. Wasser hat ein spezifisches Gewicht von 1000. Das heißt weiter, bei einem Überangebot von Flüssigkeit ist die Niere überwiegend damit beschäftigt, das überschüssige Wasser wieder los zu werden, wobei das Ausscheiden harnpflichtiger Stoffe zurückstellt wird. Die Erkenntnis ist neu, da bisher das Gegenteil davon behauptet wurde.

Jetzt erklärte sich auch, warum gerade manche kranken und insbesondere alte Menschen eine solche Abneigung gegen das Trinken entwickeln, wo doch gerade für sie das Trinken so wichtig sein sollte.

Aus meinem Versuch kann jeder erkennen, wie wichtig es ist, als Durstlöscher das natürliche Element Wasser zu wählen. Dem Menschen ist das Wasser zum Trinken gegeben, und nur mit Wasser ist ein natürliches Trinkverhalten möglich. Beim Trinken von Wasser werden über den Tag verteilt immer nur kleine Mengen getrunken, weil große Mengen Widerwillen erzeugen. Mit diesem natürlichen Trinkverhalten wird die Niere nicht mit Wasser überschwemmt und behält die Fähigkeit zur Konzentration. Aus therapeutischem Gesichtspunkt, z.B. bei Harnwegsinfekten einer Reizblase oder beim Fasten, können durchaus einmal andere Empfehlungen gelten.

Wer nur noch einen dünnen Urin zur Ausscheidung bringt, der sollte über den Tag verteilt 1–1,5 Liter Wasser trinken und einmal die Woche einen Dursttag einlegen, damit die Niere wieder lernt zu konzentrieren. Das Durstgefühl, das an den trinkfreien Tagen entsteht, lehrt den Menschen, in diesen Bereich hinein zu hören, damit sich wieder ein natürliches Trinkverhalten entwickelt. Anstelle von Durst entwickeln manche Menschen ein Hungergefühl. Wer ständig unter Hunger leidet, sollte es von daher mit einem Glas Wasser versuchen. Wer seinen Körpersignalen Beachtung schenkt, trinkt natürlich nur dann, wenn ein Durstgefühl dazu auffordert.

Der Bedarf an Wasser ist von schwankenden Faktoren abhängig und fällt von daher recht unterschiedlich aus.

Ist das Durstempfinden reduziert, kommt es im Körper zu einem Defizit an Wasser. Typische Zeichen eines Wassermangels sind Kopfschmerzen, häufiges Wasserlassen, Reizblase, Harnwegsinfekte, dumpfe Schmerzen im Bereich der Niere und des Beckens, Stuhlverstopfung, trockener Husten, Faltenbildung der Haut, erhöhte Temperatur. Die Aufzählung der Symptome entspricht ungefähr ihrer Folge, wenn längere Zeit zu wenig getrunken wurde. Die Reihenfolge und die einzelnen Symptome sind allerdings nicht zwingend.

Wer gesund lebt im Sinne der Urtherapie, bei dem schwankt das spezifische Gewicht des Urins im Laufe von 24 Stunden zwischen 1005 und 1015. Lediglich an Dursttagen erreicht der Urin eine Dichte von 1035. Bei einem „gesunden" Schlechtkostesser schwankt der Urin je nach Trinkmenge zwischen 1000 und 1035.

Die meisten alten Menschen erreichen nur noch Werte von maximal 1010, selbst wenn die Trinkmenge gering gehalten wird. Das ist auch der Grund, weshalb bei einer solchen Diagnose die Kranken nur in Ausnahmefällen medikamentös behandelt werden. Verlangen die Umstände dennoch eine medikamentöse Therapie, werden regelmäßig Blut und Urinkontrollen durchgeführt, um Arzneimittelschäden rechtzeitig aufzudecken.

Wer morgens in ein Glas uriniert, kann in sehr einfacher Weise seinen Gesundheitszustand überprüfen. Der Urin von einem gesunden Menschen ist klar und hat eine leichte Färbung. Selbst wenn der Urin bei Zimmertemperatur 24 Stunden steht, entwickelt sich noch immer kein unangenehmer Geruch, und es kommt zu keiner Ausfällung.

Die Bewegung

Der Bewegungsapparat des Menschen ist für eine Vielzahl von Bewegungsabläufen ausgelegt. Die zunehmende Industrialisierung hat jedoch dazu geführt, dass bestimmte Bewegungsabläufe nur noch kaum oder überhaupt nicht mehr getätigt werden. Die monotonen Bewegungen führen zu einer unausgeglichenen Muskelmasse und zur Versteifung der Gelenke, da diese nicht mehr im vollen Umfang getätigt werden.

Haltungsschäden sind das erste Zeichen einer Degeneration am Bewegungsapparat. Würden wir noch in der freien Natur leben, so müssten wir uns bücken, kriechen, klettern usw. wodurch diese Haltungsschäden verhindert würden. 1935 gab Prof. Dr. med. L. R. Grote das Buch „Behandlung der Erkrankungen der Nieren und Harnwege" heraus, in dem nachzulesen ist, wie Haltungsschäden sogar unmittelbar die Nierenfunktion beeinflussen. Als wirksames Instrument gegen diese Erkrankungen, wird eine schutzstoffreiche (vitalstoffreiche) Ernährung empfohlen und dem Klettern eine besonders wichtige Stellung eingeräumt. Durch das Klettern werden alle Muskeln gekräftigt und beim Hängen gleichmäßig ausgerichtet. Das Hängen bewirkt eine zusätzliche Entlastung der Bandscheiben, wodurch in diese wieder frische Körpersäfte einfließen können. Das ist hier besonders wichtig, weil die Bandscheibe selbst keine Blutgefäße besitzt.

Das Anspannen der Muskulatur bewirkt ein Auspressen verbrauchter Körpersäfte. Nach der Entspannung fließt wieder frisches Blut ein, und der Muskel wird mit neuen Säften versorgt. Die Muskeln müssen von daher mehrmals am Tag mindestens einmal angespannt werden.

Wir müssen das Gewebe sehen wie einen Schwamm, den wir auch ausdrücken müssen, um Schmutzstoffe zu beseitigen. Das Gewebe drücken wir aus, in dem wir uns bewegen. Dabei dürfen wir die Gesichtsmuskulatur nicht vergessen, indem wir manchen Menschen zulachen und anderen eine Fratze schneiden. Das Strecken der Glieder nach einer längeren Ruhephase soll ebenfalls nicht vernachlässigt werden, wir alle kennen doch das angenehme Gefühl, das dabei entsteht.

Ausdauertraining ist notwendig, damit sich neue Gefäße bilden. Auch diese bilden sich zurück, wenn längere Zeit kein erhöhter Blutfluss vonnöten war, was für das Herz auf jeden Fall eine Katastrophe bedeutet. Dauerlauf bewirkt eine Unterversorgung von Sauerstoff, denn während des Laufens kann nicht richtig durchgeatmet werden. Daher nicht bis zur Erschöpfung laufen und nach dem Laufen nicht „in die Bude hocken"!

Bewegung muss an der frischen Luft erfolgen, denn die Raumluft ist gewöhnlich zu schadstoff- und staubbelastet.

Wer sich sportlich betätigt, um an bestimmten Stellen Fettpolster abzubauen, den muss ich enttäuschen. Durch gezielte Bewegungen können Sie einzelne Muskeln stärken, aber das Fett das sich darüber befindet, wird dadurch nicht beeinflusst. Anstrengende Bewegungen führen zwar zu einem erhöhten Kalorienverbrauch, der wirkt sich aber auf die gesamte Fettmasse aus. Fettansatz hat seine Ursache in der Mangelernährung und kann nur durch eine vitalstoffreiche Kost beseitigt werden.

Wichtige Übungen für jeden Tag

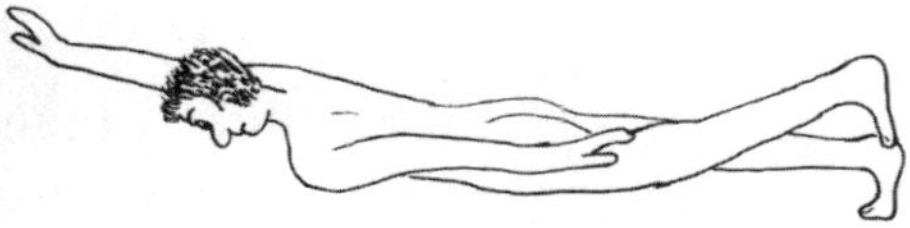

Mit dem Bauch auf den Boden legen, Arme und Beine der Länge nach ausstrecken und entgegengesetzt Arm und Bein in gestrecktem Zustand gleichzeitig anheben. (Kräftigt die Rückenmuskulatur)

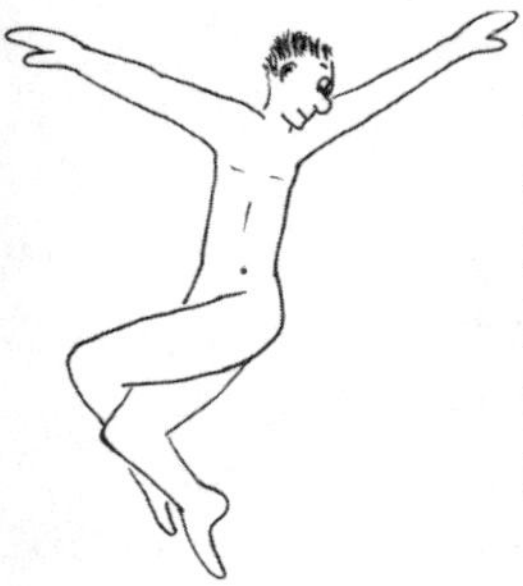

Auf den Rücken legen, Arme seitlich ausstrecken, Beine überkreuzen, anziehen und durch Beckendrehung versuchen, mit dem rechten Knie links auf den Boden zu gelangen und umgekehrt. (Bringt Bewegung in das Becken und richtet die Lendenwirbelsäule)

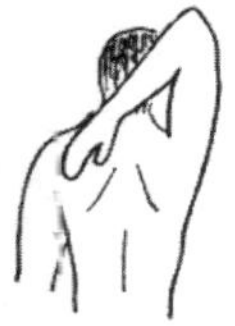

Aufrecht stellen und mit der Hand hinter dem Kopf das gegenüberliegende Schulterblatt berühren. (Richtet die Halswirbelsäule, wenn sie seitwärts verschoben ist)

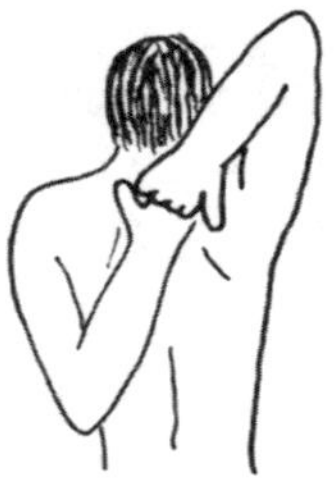

Mit dem rechten Daumen unter das linke Schulterblatt und gleichzeitig mit dem linken Daumen unter das rechte Schulterblatt fassen. Dabei das Kinn bei aufrechter Kopfhaltung anziehen.
(Löst Versteifung im Schulterblattbereich und richtet die Hals und Brustwirbel, wenn sie nach vorne verschoben sind)

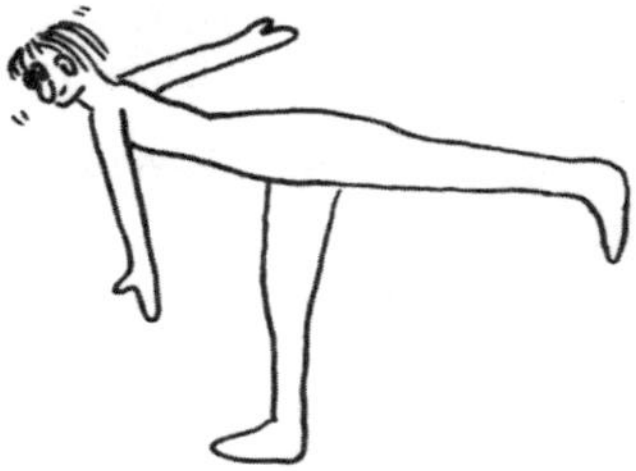

Auf einen Fuß stellen, den Körper nach vorne beugen, Arme nach der Seite ausstrecken und das freie Bein nach hinten strecken. Dabei einmal nach links und rechts schauen.
(So erhalten wir den Gleichgewichtsinn)

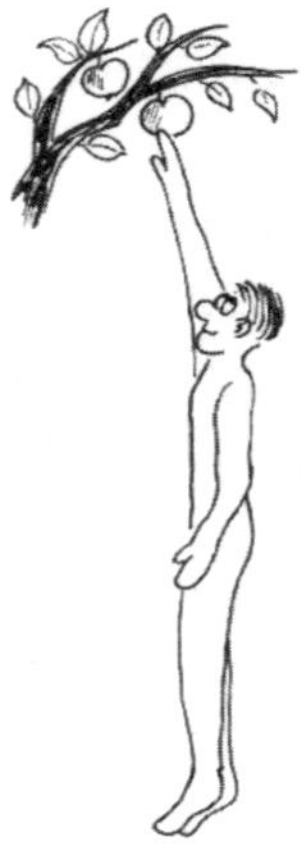

Sich an eine Wand stellen oder unter einen Baum, einen Punkt über einem, außerhalb der Reichweite fixieren und versuchen, ihn mit den Fingerspitzen zu berühren. Ruhig dabei auch auf die Zehen stellen.
(Dehnt die Zwischenrippenmuskulatur)

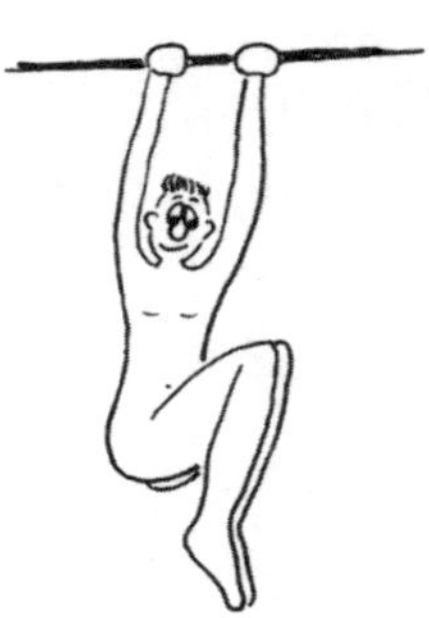

Einmal kurz an eine Stange hängen und versuchen, die Knie nach oben zu ziehen.
(Dient zur Entlastung der Wirbelsäule, wobei alle Muskeln gleichmäßig ausgerichtet werden)

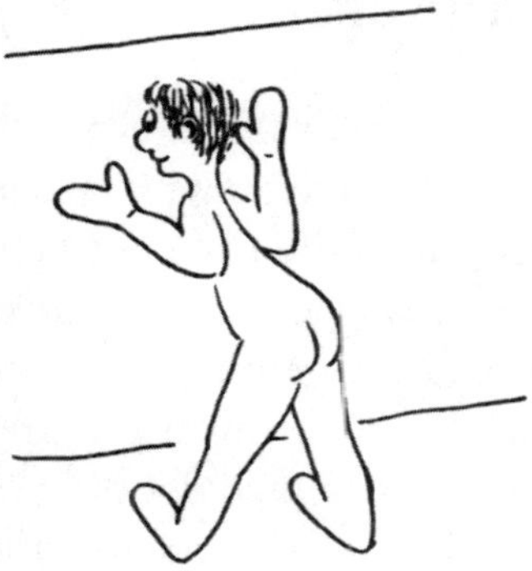

Im Abstand von ungefähr 80cm vor eine Wand stellen, Beine leicht spreizen und im gleichen Abstand wie die Füße, die Hände in Kopfhöhe gegen die Wand stützen. Den Oberkörper soweit nach vorne beugen, bis die Nase die Wand berührt.
(Damit kein Rundrücken entsteht)

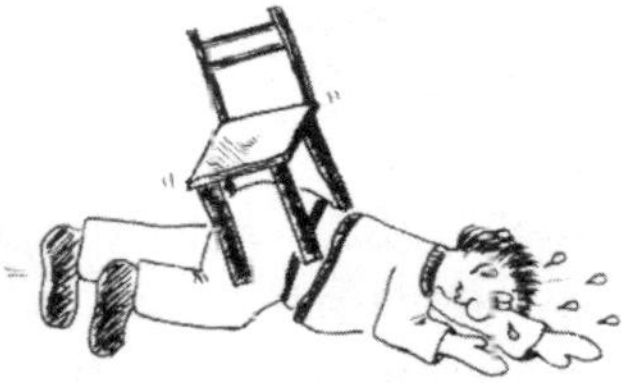

Unter einem Stuhl hindurch kriechen.
(Dadurch bleibt der Körper insgesamt elastisch)

Die Übungen müssen nicht hintereinander erfolgen, sondern können in die tägliche Arbeit eingebunden werden.

Wer die Übungen nicht kann, dessen Muskeln und Bänder sind degeneriert. Eine Notwendigkeit, mit den Übungen sofort zu beginnen.

Ungeübte sollen mit den Übungen vorsichtig anfangen und die Bewegungen langsam ausführen, da es ansonsten zu Zerrungen kommen kann.

Entstehen bei der Übung Schmerzen, niemals in den Schmerz hineingehen. Die Bewegung wird lediglich bis zur Schmerzgrenze ausgeführt und 30 Sekunden gehalten. Der Schmerz lässt bereits nach wenigen Sekunden nach. Verstärkt sich der Schmerz, gehen wir aus der Haltung heraus. Hier wird ein Nerv komprimiert, das auf Dauer unangenehme Folgen hat. Das hält uns aber nicht davon ab, die Übung so weit als möglich auszuführen. Bei nachlassendem Schmerz handelt es sich um verspannte Muskeln und verkürzte Bänder.

Die Übungen sorgen dafür, dass der Körper mobil gehalten wird. Sie ersetzen nicht die Bewegung an frischer Luft, was genau so wichtig ist wie eine gesunde Ernährung.

Krankheit verlangt Veränderung

Eine Frau, die längere Zeit im Krankenhaus verbracht hatte, erzählte mir, trotz aufwendiger Untersuchungsverfahren konnte keine Ursache ihrer Kreislaufstörung gefunden werden. Wenn man die Frau betrachtet, so fällt einem sofort der äußerst korpulente Körperbau ins Auge. Weiter ist eine fahle Gesichtsfarbe zu erkennen und ein unangenehmer Körpergeruch. Wofür sucht man da im Blut nach Hinweisen und durchleuchtet den Körper, wenn die Krankheitszeichen so deutlich in Erscheinung treten? Ja wer die Frau betrachtet, müsste auch ohne Überlegung die Zusammenhänge des Krankseins erkennen. Wer Kopfschmerzen hat, Hautausschläge besitzt, über Leibschmerzen klagt, Schwindel-Anfälle bekommt, seine Gelenke spürt, über Fettpolster verfügt, usw., der zeigt damit das Kranksein an. Solche Zeichen sind nicht weniger wert als die Veränderung eines inneren Organs oder der Blutwerte. Die wahrnehmbaren Zeichen, und das hat sicher seinen Sinn, sind vor einer Veränderung im Körper zu erkennen, weshalb trotz viel Leids nicht immer im Innern des Körpers etwas gefunden wird. Das äußere Zeichen ist doch erst einmal mehr wert als das innere, da der Kranke selbst unmittelbar darauf reagieren kann. Wer z.B. Kopfschmerzen hat, geht an die frische Luft oder legt sich zur Ruhe oder kontrolliert seine Trinkmenge oder stellt kurzfristig das Essen ein, usw. Bei den ersten Krankheitszeichen ist die Ursache meist schnell ausfindig zu machen, was bei einer länger bestehenden Erkrankung nicht immer der Fall sein muss. Wie sieht es aber aus, wenn sich ein Tumor hinter dem Kopfschmerz verbirgt? Der Tumor steht am Ende einer langen Kette von Krankheitszeichen, die ignoriert wurden. Und wenn ein Tumor hinter dem Krankheitszeichen steht, dann ist es um so wichtiger, sich von den Signalen des Körpers leiten zu lassen.

Ein zusätzliches Problem ist heute, dass Menschen, die krank geworden sind, sich nicht mehr entsprechend verhalten wollen. Besteht z.B. eine Erkältung, legt der Betreffende sich nicht ins Bett, sondern zieht sich warm an, dreht die Heizung auf, schluckt ein Medikament und setzt sich vor die Glotze. So kann natürlich keine Heilung erzielt werden. Wer krank ist, braucht als erstes Ruhe, das heißt, abgeschirmt von allen äußeren Reizen. Dann benötigt der Kranke frische Luft, weshalb die Fenster stets geöffnet oder die Räume häufig gelüftet werden. Die Raumluft übermäßig zu temperieren, schadet mehr als es nutzt, weil das Erfrischende der Luft verloren geht. Ist es für den Körper erforderlich, die Temperatur zu erhöhen, so unterstützen wir das, indem sich der Kranke mit Decken oder Kissen bedeckt. Die Kleidung soll dabei leicht gehalten werden, denn es ist notwendig, dass Luft an den Körper gelangen kann. Wir alle spüren doch, dass der Körper sich ohne anliegende Bekleidung wohler fühlt, wieso packen wir uns ausgerechnet dann ein, wenn wir uns unwohl fühlen?

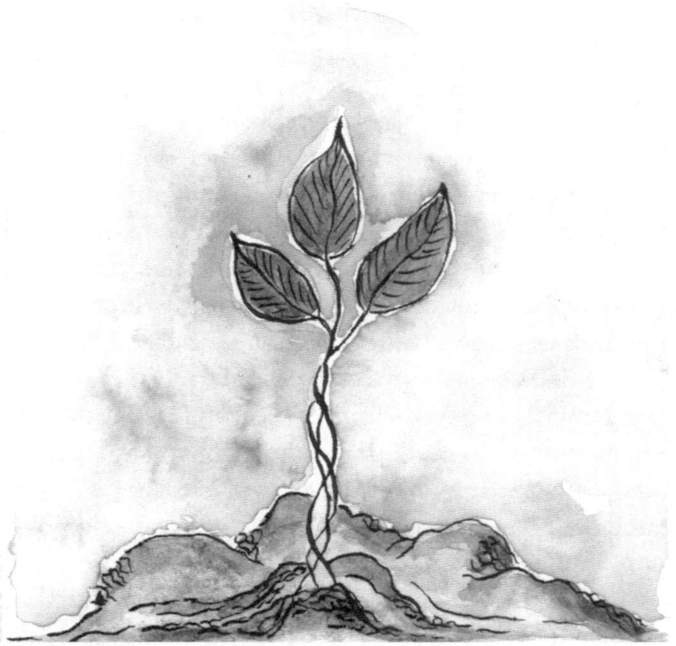

Kranke Menschen haben in der Regel auch keinen Appetit, und wo dieser nicht besteht, da wird auch nichts gegessen.

Wer Verdauungsprobleme oder andere Beschwerden im Bauchraum hat, reduziert einfach seine Nahrung. Kranke Verdauungsorgane danken es einem, wenn man unterschiedliche Nahrung getrennt voneinander isst. Dadurch sind auch Unverträglichkeiten besser zu erkennen, die aber auch erst durch das Mischen der Speisen entstehen können.

Gelenkbeschwerden fordern nach ausgleichender Bewegung und eine Veränderung der Körperhaltung, die allerdings ihre Ursache mit in der Psyche hat.

Herzbeschwerden verlangen beruhigende Einflüsse, die aktiv unterstützt werden, was z.B. durch Spaziergänge erzielt werden kann, aber nur dann, wenn dabei Energie aufgenommen wird. Eine Strecke lediglich abzumaschieren, macht keinen Sinn. Im Grunde genommen ist doch alles so einfach, wenn wir nur darauf achten würden, was uns bekommt.

Rührt die Erkrankung von einer psychischen Überlastung her oder belastet die Erkrankung unsere Psyche, begeben wir uns an einen ruhigen angenehmen Ort, am besten hinaus in die Natur, legen uns nieder und lauschen den Geräuschen. Entspannen ist ein aktiver Prozess und hat nichts mir rumhängen zu tun. Wer rumhängt, dessen Körperhaltung spiegelt lediglich den psychischen Zustand wider, beim Entspannen liegt der Körper gerade, und Arme und Beine sind zumindest leicht gespreizt. Auch Schlafengehen ist etwas anderes und hat mit Entspannung nichts gemeinsam. Wir können während der Entspannung einschlafen, aber der Schlaf alleine hat nicht die gleiche Wirkung. Während der Entspannung baut der Körper spürbar auf, woraus eine Leistungssteigerung entsteht. Wer gesund werden oder bleiben will, muss lernen, Energie in sich einfließen zu lassen. Das kann durch einen wärmenden Sonnenstrahl geschehen, der uns angenehm berührt, das Zwitschern eines Vogels, das uns beglückt, das Aroma einer Frucht, das Behagen auslöst, oder das Bestaunen einer Pflanze, eines Tieres, Bildes usw.. Wer sich hingeben und staunen kann, versteht auch wieder neue Kraft zu schöpfen.

Es reicht also nicht aus, gesundes Essen hinunter zu würgen, ein Bewegungsprogramm hinter sich zu bringen oder Meditationsübungen zu betreiben. Damit hat garantiert niemand Erfolg.

Die innere Ruhe muss ohne großes Aufheben entstehen. Wer gelernt hat, Ruhe in sich einkehren zu lassen, kann das sogar während der Arbeit nutzen, denn nicht jede Handlung erfordert Konzentration. Manche Menschen bekommen allerdings Angst vor der Ruhe. Angst vor den Gedanken, die sich ihnen aufdrängen, weil wichtige Dinge im Leben unerledigt blieben, weshalb diese Menschen die Stille mit Reden überbrücken, Unterhaltungsgeräte einschalten oder sich ständig mit etwas beschäftigen. Damit wir uns nicht in Fehlhandlungen verlieren, hat uns die Natur die Träume gegeben. Von daher ist es wichtig, auch wenn wir sie nicht verstehen, uns die Träume nach dem Erwachen nochmals vor Augen zu führen. Genauso wichtig ist es, sich mit Musik, Dichtung, Lyrik, Prosa, Kunst usw.[1] auseinander zu setzen, denn sie fördern die Bewusstheit des Menschen.

Prinzipiell sollte jeder Kranke auch einmal für kurze Zeit den Wohnbereich wechseln. Ein nicht zu vernachlässigender **Krankheitsfaktor ist die Raumluft**, der Lebensraum oder der Lebenspartner. Schlafen Sie bei schönem Wetter auf dem Balkon oder im Garten, fahren sie einmal mit und einmal ohne ihren Partner in Urlaub. Manche Beschwerden verabschieden sich überraschend schnell und kommen genau so schnell wieder zurück, wenn man in die lebensfeindliche Umgebung zurückkehrt. Ratschläge kann sich dann jeder selbst erteilen, was er für die Zukunft zu unternehmen hat.

---

[1] Darunter befindet sich natürlich auch eine Menge Müll, der genau das Gegenteil bewirkt. Förderlich ist alles, was den Blick für das Leben weitet, wobei man sich selbst kritisch im Auge behält. Groß ist der, welcher über seine eigene Dummheit lacht und für die Fehler anderer Verständnis zeigt.

Psychosomatik

Immer wenn im Leben des Menschen wichtige Entwicklungsschritte nicht getätigt oder prägende Ereignisse falsch verarbeitet werden, wird die Seele unangenehm bewegt. Erfährt der Konflikt keine Lösung, verursacht das angespannte Gemüt Störungen im vegetativen Nervensystem, da unser seelisches Empfinden ein Teil dieses Systems ist. Das vegetative Nervensystem ist an der Steuerung aller Abläufe im Körper beteiligt. Von daher ist es verständlich, dass, wenn die Seele keine Entlastung erfährt, es mit der Zeit zu Fehlfunktionen im Körper kommen muss. Bevor sich eine Organveränderung manifestiert, verändert sich das Empfinden im entsprechenden Bereich, weshalb diese Menschen immer wieder als Simulanten abgestempelt werden, da keine Veränderungen nachzuweisen sind. Welche Krankheitszeichen sich dabei entwickeln, ist abhängig von der Erlebniswelt des Kranken. Ein Zusammenhang zwischen Krankheitszeichen und psychischem Erleben ist meistens zu erkennen.

Das Beschwerdebild, das sich dabei entwickelt, übernimmt eine wichtige Funktion. Es überlagert den eigentlichen Seelenschmerz. Wilhelm Busch hat das in einem Gedicht über den Backenzahn treffend beschrieben. „Vergessen ist das Ein mal Eins... (und die anderen Geschichten) ...Denn einzig in des Zahnes Höhle, da lebt die Seele."

Einen Zusammenhang zwischen Krankheit und Psyche will der Kranke nicht erkennen, denn ist das seelische Leid einmal auf die körperliche Ebene verschoben, verweigert er die Auseinandersetzung mit sich selbst.

Wird der Kranke mit seinem Konflikt konfrontiert, verschlechtert sich das Krankheitsbild in kurzer Zeit. Bei Herz- und Asthmakranken kann das zu ernsthaften Komplikationen führen.

Diese Menschen unternehmen alles, um nicht gesund zu werden, denn sobald sich die körperlichen Beschwerden verringern, erhöht sich der seelische Druck. Von daher hält der Kranke immer Kontakt zu seinem Leid. Das heißt aber nicht, dass diese Menschen keine Gesundheitsmaßnahmen ergreifen, denn auch das hilft vielen darüber hinweg, sich von seelischem Leid zu befreien. Zeigen die Maßnahmen Erfolg, werden sie rechtzeitig unterbrochen. Wer diese Menschen beobachtet, wird sogar erkennen, wie bestimmte Krankheitszeichen unmittelbare Folge ihres Handelns sind. Auch wenn der Zusammenhang zwischen Krankheit und Lebensweise noch so deutlich erscheint, sie werden trotz Hinweis nicht davon lassen.

Der Mensch mit hypochondrischen Störungen unterscheidet sich vom psychosomatisch kranken Menschen. Mit seinem Leid spielt er den Pflegefall und versucht damit, andere Menschen für sich einzubinden. Der Hypochonder verweigert das Erwachsenwerden. Im Krächzen, Stöhnen und Jammern hört man das Kind heraus. Die Übergänge zwischen Hypochondrie und Psychosomatik können fließend sein. Heilsam für den Hypochonder ist der „Tritt in den Hintern“: er muss lernen, auf sich selbst gestellt zu sein. Dem Hypochonder bleiben die Erkenntnisse aufgrund seiner Haltung im Leben verborgen, weshalb er keine Reife erfährt, was den psychosomatisch Kranken nicht immer betrifft.

Wenn in kritischen Situationen oder im Angesicht des Todes sich das Leben auf das Wesentliche reduziert, alle Ängste, Vorstellungen und Meinungen sich aufzulösen beginnen, dann erscheint diesen Menschen ein Licht, dessen Erfahrung sie selbst für ein weiteres Leben nicht tauschen würden. Am Grunde seiner Existenz erkennt so mancher Mensch, dass Schatten seine Ängste erzeugen, weshalb er dem eigentlichen Licht fern geblieben ist. Ein Verbrechen ist es, wenn mit Betäubungsmitteln diesen Menschen auf ihrem Weg diese Erfahrung genommen wird. Denn gerade auf diesem schweren Weg erhält der Mensch die Möglichkeit, den Sinn seines Lebens zu erkennen.

Betäubt wird der Leidende, weil der Betrachter durch den Anblick sein eigenes Elend erfährt. Wer unser Empfinden hier stört, ist nicht mehr Mensch, sondern wird mit der Chemokeule zur Sache erklärt.

Nicht der Tod ist es, wovor sich die Menschen fürchten. Prinzipien, Meinungen, Vorstellungen, geboren aus der Angst vor dem eigenen Leben, sind dem Tod haushoch überlegen.

Es stellt sich für viele Leser jetzt die Frage, ob sie nicht auch Opfer ihrer verdrängten Gefühle sind. Das lässt sich erörtern, in dem sie sich spontan die Antwort auf die Frage geben, in welchem Zusammenhang steht mein Krankheitszeichen. Danach stellen sie sich die Frage, welche Vorteile kann ich aus meinem Kranksein ziehen.

Je länger es dauert, sich die Frage zu beantworten, um so wahrscheinlicher besteht bei ersterem eine psychosomatische, bei zweitem eine hypochondrische Komponente. Finden sie die Antwort innerhalb der ersten 15 Sekunden, hat ihre Krankheit wahrscheinlich einen anderen Hintergrund. Auf die verzögerte Antwort des Zusammenhangs stellt sich die Frage, wie muss ich mich dem Problem stellen, ohne jemand dafür verantwortlich zu machen. Auf die Frage des Nutzens hat die Überlegung dahin zu gehen, ist es das Kranksein wirklich wert, unselbständig zu bleiben, Menschen an mich zu binden, die nur bleiben, weil ich ein Schwächling bin.

All das ist Psychologie, und was hat das mit der Urtherapie zu tun, werden Sie fragen?

Die meisten psychischen Störungen entwickeln sich dort, wo der natürliche Lebensraum zerstört und der Mensch den Kontakt zur Natur verloren hat. In diesem lebensfeindlichen Raum, wo Prestige und Kapital den Lebenslauf bestimmen, Vorstellungen und Meinungen über den persönlichen Bedürfnissen stehen, verliert der Mensch den Kontakt zu seiner Wurzel. Von daher ist es für den psychisch Kranken wichtig, in seinen ursprünglichen Lebensraum zurückzukehren. Hier haben Vorgaben, Vorstellungen und Meinungen keine Bedeutung. Die Natur verlangt nichts von uns. Hier ist es unwichtig, wer ich bin, was ich kann, woher ich komme und was mir widerfahren ist. In der Natur zählt nur das Jetzt und nicht das Gestern oder Morgen, wo der kranke Mensch sich ständig aufzuhalten pflegt. Einzutauchen in die Natur heißt auch sie betrachten, riechen, schmecken, hören, fühlen. Es reicht nicht aus, im Dauerlauf hindurchzurennen, sondern man muss in der Natur enthalten sein. Klettern Sie auf einen Baum, setzen sich in seine Äste und lassen die Beine baumeln. Versuchen Sie, wie die frischen Triebe schmecken, wie die Luft riecht und hören Sie, was die Vögel zu erzählen haben. Hier wird der Mensch nicht wieder Tier, wie das die Spötter sicher meinen, sondern hier findet der Mensch zu sich selbst.

Es ist wichtig, dem Leben wieder einmal von seiner ursprünglichen Seite her zu begegnen, um unser tägliches Treiben überhaupt betrachten zu können. Das Leben lässt sich nicht aus seinem Ablauf heraus beurteilen, sondern nur aus einer anderen Perspektive. Lernbehinderte und verhaltensgestörte Kinder, was immer das heißen mag, zeigen zum Teil hervorragende Leistungen, was die natürlichen Dinge betrifft. Warum quält man diese Menschen, in dem man versucht, ihnen unsere menschlichen Irrungen einzutrichtern, lesen und schreiben zu lehren, wenn sie von sich aus Meister des natürlichen Handwerks sind. Es hat doch sicher seinen Grund, warum manche Menschen eine Blockade gegen unsere gesellschaftlichen Wertvorstellungen haben. Wenn ein

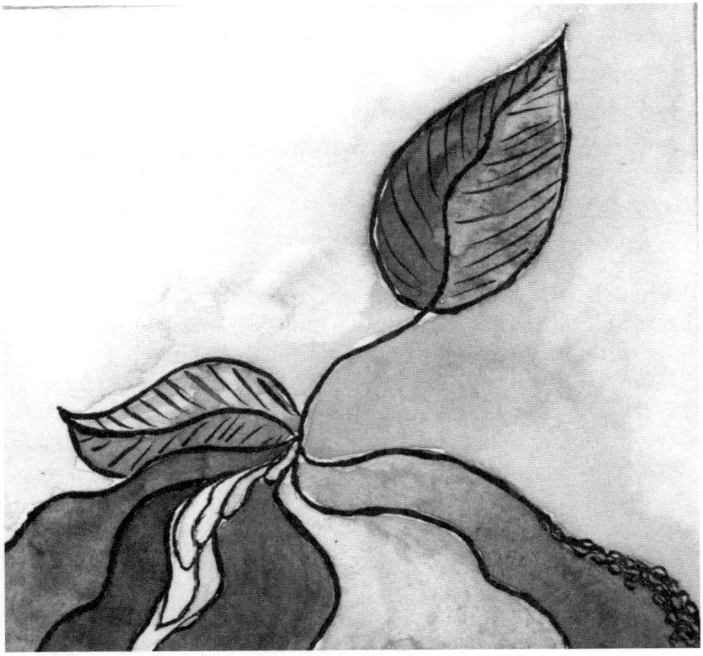

alter Mensch im Krankenhaus oder im Altersheim plötzlich nach Hilfe ruft[1], wenn Kinder eine angeborene Furcht vor Medizin besitzen, oder wenn sie lieber den Aussteiger in seiner Hütte besuchen als Tante und Onkel in ihrer neuen Wohnung.

Was halten wir an Wertvorstellungen fest, in deren Folge nur noch funktionale Beziehungen zustande kommen; wo man Freundschaft nur noch vom Namen her kennt.

Die Natur kennt solche Wertvorstellungen nicht. Von daher befreit sie den Menschen von dieser Last. In der Natur wird auch nicht gedacht, sondern die Gedanken kommen geflogen. In wundersamer Weise wird hier das eigene Leben beleuchtet. In der Natur erfährt der Mensch die Fülle seines Lebens, weil er sich hier selbst erleben darf.

Während der Zeit der Aufklärung hat leider auch die Kirche ihren Auftrag verloren, weshalb sie dem Menschen fast keine seelische Hilfe mehr ist. Heute haben diesen Bereich die Psychologen übernommen. Leider fehlt aber den Psychologen häufig das, was man in der Kirche den religiösen Auftrag nennt. Erfreulicherweise versuchen manche Philosophen, diesen Bereich zu übernehmen, aber auch das wird nur dort seine Wirkung entfalten, wo der Kontakt zur Natur bestehen bleibt.

---

[1] Wenn Bewusstheit verloren geht, reagiert der Mensch nach seinem persönlichen Empfinden. In diesen Zustand kann er seine Situation nicht mehr deutlich artikulieren, weshalb er z.B. einfach nur nach Hilfe ruft. Dieser Ausdruck des Unbewussten ist die letzte Instanz, lebenserhaltende Veränderungen herbei zu rufen. Auch unsere Träume stammen aus diesem Bereich. Vom Verstand her sind sie schwer zu erfassen, besitzen aber die gleiche Funktion, weshalb wir ihnen immer Beachtung schenken.

Leben heißt teilhaben

Wenn man krank ist, geht es nicht nur darum, schnell gesund zu werden, es ist auch notwendig, über sein Kranksein nachzudenken. Die meisten Krankheiten entstehen heute durch ein unerfülltes Leben, zum einen weil wir keinen Seelenfrieden finden und zum anderen weil wir uns mit Dingen trösten, die unserer Gesundheit nicht zuträglich sind. Immer wieder werde ich darauf angesprochen, wo denn die Lebensfreude bleibt, wenn man sich sogar den „Genuss" des Essens selbst verbietet. Können wir aber wirklich von Genuss reden? Sind die meisten Dinge, die wir zu uns nehmen, nicht auch gewöhnungsbedürftig? Würden wir so manches nicht weit von uns spucken, müssten wir von Anfang an so viel zu uns nehmen, wie wir am Ende vertragen? Was wäre von den ach so guten Speisen noch genießbar, könnten wir uns nicht durch künstliche Aromastoffe betrügen? Nein, das kann nicht die Lebensfreude sein.

Wenn z.B. jemand durch die Liebe zu sich selbst gefunden hat, dann schätzt er sich glücklich, gäbe es auch nur Wasser und Brot dazu. Dieser innere Friede macht einen unempfindlich gegen jegliche Lust, die von außen verlockt. Die Natur erwartet aber keine Askese von uns, sondern hält den Tisch reich gedeckt.

Aber was ist, wenn die Menschen keine Liebe verspüren, keinen Glauben und Hoffnung mehr haben, keine Erkenntnis gewinnen, weil der eigene Sinn ihnen fehlt?

Sie haschen nach allem, was ihnen Freude verspricht. Aber es nutzt dem Menschen kein Reichtum und keine Macht, mit keinem irdischen Gut ist Seelenfrieden zu erlangen, sondern es sind Stricke, in denen sich die meisten Menschen verfangen.

Willst Du immer weiter schweifen?
Sieh, das Gute liegt so nah.
Lerne nur das Glück zu ergreifen,
Denn das Glück ist immer da.

Es scheint sogar so, wenn wir die Bedingungen für das Glück uns zu erschaffen suchen, wir das Glück damit selbst zerstören. Der Nährboden der Seele ist das natürliche Leben.

Es sind gerade die schlichten und einfachen Dinge, die uns beleben, der leise Gesang eines Menschen, der Blick, der von Verständnis zeugt, das Symbol von Zuneigung, in den Sand gezeichnet, der Ton des Windes, der klingt wie eine Zaubermelodie, das Bild einer Blume, eines Bildes usw.

Hörst du reine Lieder singen,
Ohr ist eins mit deiner Brust;
Siehst Du Farben um dich klingen,
Wirst du deines Aug´s bewusst.
In das Innere zu dringen,
Gibt das Äußre Glück und Lust.

Viele Menschen leiden an Ängsten und Zwängen und wissen sich nicht daraus zu befreien. Der Mensch kommt aber ohne diese Dinge auf die Welt. Sie werden gezeugt von einer Gesellschaft, die nicht versteht, den Menschen einfach nur anzunehmen. Bereits in frühen Jahren bekommen die Kinder die Vorgaben gezeigt, damit sie wissen, was sie zu erreichen haben, um in dieser Menschenwelt aufgenommen zu werden. Die Neurosen, die hieraus zwangsweise erwachsen, beruhen auf einem großen Seelenschmerz, nicht angenommen zu sein, weil die Vorgaben überhaupt nicht alle zu erfüllen sind und nur im seltenen Fall dem eigenen Lebenswunsch entsprechen. Redezwang, Launen, Drogensucht, Geltungsdrang sind nur wenige der vielen psychischen Auffälligkeiten, die sich daraus ergeben. Von daher müssen wir uns mit Menschen zusammenfinden, die keine Vorgaben von uns verlangen, mit denen wir einfach nur Dinge gemeinsam erleben dürfen. Der Mensch hat eine große Sehnsucht danach, etwas gemeinsam zu erleben. Dazu braucht es keiner Karosse, keiner HiFi-Anlage, keines Handtelefons und keines Titels.

Von daher muss man sich ferne halten von Menschen, die solche Dinge in den Vordergrund stellen, denn sie sind viel zu sehr damit beschäftigt, ihrer eigenen armen Seele auf falschem Wege etwas Gutes zu tun. Singen, Lachen, Tanzen, Springen, Musizieren, Reime sprechen, Jubilieren, Vertrauen schenken und Trost aussprechen, es sind immer unveränderlich die gleichen einfachen Dinge, die den Menschen seelisch am Leben erhalten. Mit künstlerischem Wirken kann sich die Seele Ausdruck verschaffen, denn vieles lässt sich in Worten nicht mitteilen. Von daher ist es wichtig, bereits den Kindern die Gelegenheit dazu zu geben; Papier und Stifte bereit halten, ein Musikinstrument zur Verfügung stellen; mystische Geschichten erzählen, denn sie fördern die eigene Phantasie; Dinge aus der Natur, die das Kind faszinieren, mit nach Hause zu nehmen.

Ein weiterer sehr wichtiger Aspekt ist das Annehmen. Wer die Dinge nicht annehmen kann, kämpft ein Leben lang vergeblich.

Gott gebe mir die Gelassenheit, Dinge hinzunehmen, die ich nicht ändern kann, aber auch den Mut, Dinge zu ändern, die ich ändern kann, und die Weisheit, das eine vom anderen zu unterscheiden.

Die Welt braucht sich nicht nach unseren Wünschen zu beugen, sie hält genügend Freiraum für jeden offen. Wer etwas bekämpft, geht immer ein Bündnis mit seinem Gegner ein. Befreien müssen wir uns aus der eigenen Knechtschaft, und dazu brauchen wir Mut, denn es ist einfacher Diener zu sein als Herr. Wer die Welt verändern will, kann das nur als Vorbild leisten.

Vorgehensweise bei schwerer Erkrankung

Die Durchführung der folgenden Hinweise muss unter Kontrolle eines Arztes oder Heilpraktikers erfolgen.

Werden die Krankheitsanzeichen zu lange ignoriert, stellt sich irgendwann der Zustand ein, wo die Selbstheilungskräfte versagen. Hier stehen wir vor ernsthaften Problemen, und wenn wir das Leben retten wollen, so müssen wir versuchen, künstlich das einzuleiten, zu dem der Körper nicht mehr in der Lage ist. Wer auf solche rettenden Maßnahmen angewiesen ist, sollte sie mit einem Therapeuten besprechen, der für die Urtherapie offen ist und kritische Situationen auf die Maßnahmen hin einschätzen kann, die durchführbar sind, ohne den Kranken zu überlasten.

Es ist nach untenstehendem Schema vorzugehen, wobei die Reihenfolge in der Priorität unbedingt einzuhalten ist:

1. Entgiftung des gesamten Organismus
2. Unterstützung bei der Nahrungsverwertung
3. Anregung aller Ausscheidungsorgane
4. Konsequente Anwendung der Urtherapie.

Bei fortgeschrittenen schweren Erkrankungen muss über Einläufe versucht werden, den Körper über den Darm zu entgiften. Das ist in zweifacher Weise von Bedeutung:

1. müssen alle Giftherde im Darm sofort beseitigt werden,
2. erhält der Körper die Möglichkeit, durch Diffusion Gift in den Darm abzugeben.

Dabei kann es als notwendig erscheinen, z.B. bei zerfallenden Krebsherden, 2–4 Einläufe in 24 Stunden durchzuführen; unter Umständen sogar in der Nacht (jedoch nicht zwischen 1 und 4 Uhr, wenn der Kranke schläft). Gelegentlich wird der Einlauf mit 2 Esslöffeln Rizinusöl angereichert, damit ein besserer Reinigungseffekt erzielt wird. Unter Umständen ist auch ein Kaffee-Einlauf von Vorteil. Dazu nimmt man 3 Esslöffel nicht zu fein gemahlenen Kaffee auf einen Liter Wasser und lässt das Ganze 3 Minuten kochen. Danach schalten wir die Herdplatte ab und lassen den Kaffee noch weitere 20 Minuten ziehen. Man siebt den Kaffeesatz ab und verabreicht die Flüssigkeit wieder auf einen Liter ergänzt, körperwarm. Wenn der Einlauf die Körpertemperatur übersteigt, verschließt sich der Darm und, es ist kein tiefes Eindringen der Flüssigkeit möglich. Die gesamte Menge für einen Tag kann auch auf einmal hergestellt werden. Der Kaffee verursacht eine starke Ausscheidung der Galle, was zur Entgiftung der Leber beiträgt. Daher sind Kaffee-Einläufe bei bestehendem Gallenverschluss verboten. Um die Einläufe besonders wirksam zu machen, soll sich der Kranke auf die rechte Seite legen, die Knie anziehen und dabei kräftig durchatmen, damit die Flüssigkeit in alle Teile des Dickdarms gelangen kann.

Am Anfang der Behandlung können bei Kaffee-Einläufen große Mengen Galle in den Magen gelangen, was zu Krämpfen und zu Übelkeit führt. In diesem Fall muss viel Wasser getrunken werden, um die Galle aus dem Magen zu spülen; eventuell ist auch die Kaffee-Konzentration zu reduzieren.

Ist es notwendig, die Herz- und Kreislaufsituation zu verbessern, eignet sich dazu Cactus grandiflorus mit Crataegus oxyacantha, beide in der Urtinktur, 2:1 gemischt, 3–4 x täglich 20 Tropfen. Liegen Herzschmerzen oder eine hypotone Kreislauflage vor, werden zusätzlich 3 x 3–5 Tropfen Strophanthus gratus[1], Urtinktur täglich gegeben. Strophanthus wird so lange als möglich im Mund behalten. Da der Geschmack sehr bitter ist, kann später mit etwas Wasser nachgespült werden.

Weiter muss bei bestehender Leberbelastung Mariendistel-Samen verabreicht werden. Dabei muss mindestens 3 x täglich 250 mg Silymarin darin enthalten sein.

Eine Stunde vor jeder Nahrungsaufnahme wird ein gestrichener Teelöffel grüne naturbelassene Heilerde eingenommen.

Am Anfang der Behandlung werden nur frisch hergestellte Säfte verabreicht. Die Frischsäfte bestehen über den Tag verteilt aus 3 Gläsern Obstsaft, 2 Gläsern Gemüsesaft und 2 Gläsern Wildpflanzensaft, à 200 ml. Der Saft sollte nur kurzfristig stehen bleiben, damit so wenig Vitalstoffe als möglich durch Oxidation zerstört werden. Ihres hohen Enzymanteils wegen werden für die Fruchtsäfte am besten frische Tropenfrüchte verwendet (Ananas, Mango, Papaya, Passionsfrucht, Sapotille). Gemüse stammt selbstverständlich aus biologischem Anbau. Die Säfte werden untereinander nicht vermischt, damit Unverträglichkeiten besser erkannt werden können.

Zu jeder Mahlzeit verabreichen wir eine Tablette mit Verdauungsenzymen[2]. Die Einzeldosis kann gering gehalten werden. Sinn der Maßnahme ist es, die mangelnde Enzymproduktion der Schwerkranken zu kompensieren, damit durch die Nahrungsaufnahme keine Gärung oder Fäulnis entsteht, was unbedingt zu verhindern ist.

Stellt sich eine Verbesserung der Gesamtsituation ein, so werden langsam feste Speisen zu sich genommen, die sich streng nach der Urtherapie auszurichten haben. Jegliche Schlechtkost bringt die Genesung zum Kippen. Mit einsetzender Besserung wird die Zahl der Einläufe reduziert.

Petersilie, Schnittlauch, Heckenkleber (Galium aparine), Giersch, Schafgarbe, Wegwarte, Löwenzahn vermögen die Ausscheidung zu unterstützen, weshalb diese Pflanzen, je nach Verträglichkeit, in unterschiedlicher Menge entsaftet oder gegessen werden. Zur Umstimmung sind auch Nussbaumblätter als Aromatika geeignet.

Kann der Kranke während der Behandlung nicht abschätzen, was ihm bekommt und damit seine Therapie nicht mitbestimmen, ist er nicht in der Lage, eine schwere Krankheit zu überstehen.

Ist der Schwerkranke bettlägerig, ist es wichtig, dass er nicht in ein anderes Bett überwechselt. Aus irgendeinem Grund steigt die Sterberate bei denen, die in ein anderes Bett verlegt werden. Beim Erneuern der Bettwäsche, das nur, wenn es notwendig ist, geschehen soll, darf das Bett nicht die Wärme des Kranken verlieren. Fremde Wärmequellen vermögen den Verlust nicht auszugleichen. Liegt der Kranke im Bett, bleibt das Fenster stets geöffnet. Hat der Kranke die Energie aufzustehen, wird mit ersten Bewegungsübungen begonnen, die nicht zur Erschöpfung führen dürfen. Der Wärmeverlust im Bett kann jetzt vernachlässigt werden.

Wo es notwendig scheint, Arzneimittel einzusetzen, vermögen diese höchstens etwas in Gang zu bringen und das nur auf erfolgreiche Art, wenn in Folge der Urtherapie die Voraussetzungen zur Heilung gegeben sind. Bei den Arzneimitteln soll es sich immer um natürliche Ganzheiten (keine isolierten Arzneistoffe) handeln, da sich diese nebenwirkungsärmer in das Gesamtsystem einbinden lassen als Einzelsubstanzen. Viele Leiden können aber auch ohne arzneilichte Hilfe behoben werden, wenn die Voraussetzungen einer gesunden Lebensführung gegeben sind und der Körper ohne Störung vorhandene Krankheitsstoffe ausscheidet.

Wer allerdings über Jahre seine Gesundheit aufs Übelste vernachlässigt und seinen Körper mit Nikotin, Alkohol und anderen Giften belastet hat, für den werden diese Maßnahmen keine Hilfe sein.

Mehr über den Behandlungsumfang bei schwerer Erkrankungen erfahren Sie in dem Buch „Eine Krebs-Therapie“ von Dr. med. Max Gerson. In dem Buch berichtet er über 50 geheilte Fälle von Krebs in fortgeschrittenem Stadium mit Diättherapie. Die darin empfohlene Lebersafttherapie kann nicht mehr empfohlen werden, da die Leber der Rinder zunehmend mit Campylobacter befallen ist. Für Gerson war der Lebersaft lediglich eine Alternative für die immer schlechter werdende Qualität der Kulturpflanzen. Dafür benutzen wir heute die Wildpflanzen.

---

1 Aus dem Strophanthus-Baum wurde früher der Wirkstoff Strophanthin gewonnen und als g-Strophanthin gehandelt. In neuerer Zeit rückt Strophanthin wieder in den Mittelpunkt der Forschung, wird als Kreislaufhormon betrachtet und mit dem Namen Ouabain bezeichnet. Leider versucht hier wieder die Chemie, Fuß zu fassen, wofür keine Notwendigkeit besteht. Also nur Strophanthin als pflanzliche Urtinktur verwenden. Strophanthus TM (Mutter-Tinktur, gleichbedeutend mit Urtinktur) ist in Frankreich in jeder Apotheke zu bestellen.

2 Immer Pankreas-Enzyme vom Schwein verwenden. Das ist wichtig, denn die reinen Enzym-Präparate vermindern die Eigenproduktion; es sei denn, es besteht eine Pankreatitis, dann darf kein Schweinepankreas gegeben werden.

Die Wirkung der Urtherapie lässt nicht auf sich warten

Es ist verständlich, wenn gerade Menschen mit progredient verlaufenden Krankheitszeichen sich ängstigen, Maßnahmen zu ergreifen, die im allgemeinen noch nicht bekannt sind. Der Bekanntheitsgrad ist allerdings kein Garant für eine erfolgversprechende Therapie, wie das z.B. die Chemo-, Cortison-, Hormon-, Schmerzmittel- und Strahlen-Therapie zeigen. Sie haben sich zwar als wissenschaftlich anerkannte Therapie etabliert, nur die Erfolge sind fraglich. Mit den Worten Goethes gesprochen: Und keiner fragte je danach, wer denn genas.

In der Fülle von Versprechungen, in allen Bereichen der Medizin, ist es für den Hilfesuchenden schwer, wirklich hilfreiche Maßnahmen von Scharlatanerie zu unterscheiden.

Die Urtherapie ist kein Experiment mit ungewissem Ausgang, denn eine Besserung der Symptomatik stellt sich in der Regel nach kurzer Zeit ein. Der eigentliche Genesungsprozess beginnt aber erst dann, wenn der Körper von seinen Giften befreit wurde. Dazu kann eine Fastenkur notwendig sein.

Auf jeden Fall sind alle den Körper schädigende Medikamente abzusetzen, denn diese verändern das Krankheitsbild, weshalb der Kranke nicht in der Lage ist, auf seinen Zustand richtig zu reagieren. Das heißt, wenn Sie z.B. ein Medikament gegen Rheuma bekommen und danach an Magenschmerzen leiden, so hat sich das Krankheitsbild verschoben und Sie verhalten sich wie ein Magenkranker. Positive und negative Einflüsse auf Ihre Gelenke können jetzt nicht mehr richtig wahrgenommen werden.

Sind die Krankheitszeichen durch Medikamente entstellt, können auch die alten Hausmittel und bewährten Heilmethoden ihre Wirkung nicht entfalten.

Medikamente, welche Reaktionen im Körper unterdrücken oder künstlich aufrecht erhalten, müssen langsam abgesetzt werden, da es ansonsten zu bedrohlichen Fehlreaktionen kommen kann.

Zeigt die Urtherapie Wirkung, stabilisiert sich der Organismus nach kurzer Zeit. Es gehen keine weiteren Lebenskräfte verloren, Voraussetzung einer jeden erfolgreichen Therapie. Wer vor der Nahrungsumstellung nicht gefastet hat, bei dem kann sich durch das frei werdende Gift ein flaues Gefühl einstellen oder andere unangenehme Reaktionen. Bei diesen Symptomen darf nicht zu wenig getrunken werden, in aller Regel halten sie nur wenige Tage an.

Handelt es sich bei dem Krankheitszeichen um Regulationsstörungen (ist also kein defektes Gewebe zu ersetzen) wie z.B. bei Migräne, Asthma, Rhythmusstörungen usw., sind viele überrascht, wie schnell Erfolge zu verzeichnen sind.

Muss zuerst krankes Gewebe zur Ausheilung gebracht werden, wie z.B. bei Arthritis oder anderen Entzündungszuständen, bedarf es einer Zeit von mindestens 14 Tagen.

Bei schwerer Gewebezerstörung und tiefgreifenden Stoffwechselstörungen sind Erfolge nicht so schnell zu verzeichnen. Eine gewisse Verbesserung der Gesamtsituation wird aber auch hier häufig schon nach einigen Tagen spürbar.

Wer das akute Krankheitsstadium überwunden hat, darf nicht zu seinen alten Lebensgewohnheiten zurückkehren, denn der Körper benötigt mindestens 3 Jahre, um sich von Grund auf zu stabilisieren. Das betrifft auch den scheinbar Gesunden. Die Disposition zur Erkrankung bleibt zeitlebens bestehen.

Wichtig für den schnellen Erfolg:

- **Zur Entgiftung mit einer Fastenkur beginnen.**
- **Täglich ein Teelöffel lebendige Heilerde zu sich nehmen.**
- **Keine Schlechtkost auch nur ausnahmsweise.**
- **3–5 mal täglich frische Wildkräuter essen.** (Löwenzahn, Spitzwegerich, Schafgarbe, Petersilie, Wegwarte, junges Gras der Quecke und Segge oder deren Wurzel)
- **Reichlich frisches Obst essen.**
- **Die Nahrung muss so zusammen gestellt sein, dass keine Blähungen oder Fäulnis entsteht.**

- **Jeden Tag an der frischen Luft bewegen. Bücken, kriechen, klettern, damit die Körpersäfte fließen.**
- **Der Seele Ausdruck geben mit Singen, Malen und Gestalten. Statt vor der Glotze oder dem Computer zu sitzen, ins Theater gehen, Gedichte lesen, die Natur erleben.**
- **Aus unangenehmen Ereignissen lernen und nicht daran festhalten oder sie bekämpfen. Das betrifft besonders die Krebskranken. Alles was geschieht, trägt zu unserer Entwicklung bei.**

Wer seinen Gefühlen zu Anfang nicht traut, kann sich den Erfolg der Urtherapie über eine Blutuntersuchung bestätigen lassen.

Die folgenden Werte sind für eine Verlaufskontrolle unbedingt erforderlich: Leukozyten, (Differential-Blutbild z.B. bei bestimmten Leukämieformen); Erythrozyten, Hämatokrit, Hämoglobin, Thrombozyten, Glucose, Harnstoff, Harnsäure, Kreatinin, Cholesterin, Triglyceride, Bilirubin gesamt und Bilirubin direkt, Eiweiß gesamt, GOT, GPT, g-GT, Cholinesterase, LDH, Alkalische Phosphathase, CK-Nac, CK-MB, Eisen, Kupfer, Natrium, Kalium, Calcium, Magnesium, Phosphor und bei Krebs zusätzlich TPA (Tissue polypeptide Antigen). Spricht dieser Marker nicht an, muss ein anderer Tumormarker gefunden werden.

Entsprechende Literatur[1] gibt es für wenig Geld in der Fachbuchhandlung, weshalb ich auf die Interpretation der Blutwerte im einzelnen nicht näher eingehen will.

---

[1] Bereits für 25,– DM erhalten sie das Buch „Laborwerte“, ISBN 3-437-22020-925. Leider fehlt der Hinweis auf TPA. Ausführlicher ist das Buch „Klinikleitfaden Labordiagnose“, ISBN 3-437-22230-978, das für 78,– DM zu erhalten ist.

Braucht ein kranker Mensch Arzneimittel?

Es wird immer einmal Situationen geben, in denen es notwendig wird, die medikamentöse Möglichkeit zu nutzen. Dabei muss es sich nicht um unklare Krankheitsbilder handeln. Ein Kaliummangel im Körper z.B. genügt, um das Herz aus seinem Gleichgewicht zu werfen. Kalium in der richtigen Dosierung verabreicht, reicht dann aus, weitere Komplikationen zu vermeiden.

Das heißt aber nicht, dass der Kranke dadurch gesund geworden ist, denn die eigentliche Ursache für den Kaliummangel wurde nicht behoben. Der Krankheitsprozess schreitet jetzt symptomlos weiter, bis weitere Krankheitszeichen auf den schlechten Gesundheitszustand hinweisen. Die nachfolgenden Symptome sind nicht so einfach zu beeinflussen, weil der Krankheitsprozess auf weitere Organe übergegriffen hat. Jetzt kommen Arzneimittel zum Einsatz, bei denen es nur noch darum geht, Reaktionen zu dämpfen, wenn der Körper über das erträgliche Maß hinaus reagiert, wie das z.B. bei Asthma, Hochdruck, Thrombose, schweren Allergien, unerträglichen Schmerzen usw. der Fall ist. Oder es werden stimulierende Medikamente verordnet, wenn der Körper von sich aus keine Reaktionsbereitschaft mehr zeigt.

Sind die Körpersäfte verändert, werden die Bedingungen der natürlichen Keime im und am Körper nicht mehr erfüllt. Der Körper steht in Symbiose mit einer Vielzahl an Keimen. Werden in einem Krankheitsgeschehen krankmachende Keime entdeckt, ist es ein Trugschluss zu glauben, es müsste auf jeden Fall eine Ansteckung stattgefunden haben. Die meisten der bei uns vorkommenden Krankheitskeime sind auch bei einem gesunden Menschen anzutreffen. Lediglich die Umstände erlauben eine starke Vermehrung. Eine medikamentöse Therapie ist hier immer abzuwägen, denn die Immunabwehr braucht auch Zeit, sich an die neuen Verhältnisse anzupassen. Von daher macht es nicht immer Sinn, krankmachende Keime zu bekämpfen. Hier bedarf es der Erfahrung, solche Krankheitsgeschehen richtig einzuschätzen, weshalb keine allgemeinen Empfehlungen ausgesprochen werden können. Leider handeln viele Ärzte nicht nach ihrer Überzeugung, sondern aus der Angst vor Regressansprüchen. Stirbt der Patient an einem passenden Medikament, kann ihn niemand belasten, gibt er es nicht und es kommt zu einer Komplikation, wird er verantwortlich gemacht. Hierzu ein Beispiel, das von mir selbst beobachtet wurde. Bei einer Frau, die an diffusen Gelenkschmerzen leidet, wird Borelliose im Blut diagnostiziert. Die behandelnde Ärztin unternimmt keine weiteren Schritte und will abwarten. Die Patientin wird ungeduldig und geht zu einem anderen Arzt. Der verabreicht ihr eine Infusionen mit Antibiotika, worauf sich das Krankheitsbild katastrophal verschlimmert. Und was macht jetzt die Frau? Sie verklagt die Ärztin, weil sie nicht früh genug mit der Antibiotika-Kur begonnen hat, wie es damals Therapieempfehlung war. Heute gibt es andere Empfehlungen.

Medikamente, die darauf abzielen, Keime zu töten, sind auch ein schweres Gift gegen den eigenen Körper und seine nützlichen Helfer-Keime. Zusätzlich schädigen sie die körpereigene Abwehr und verschlechtern weiter die Körpersäfte, weshalb es nach Einnahme solcher Mittel nicht selten wieder zu ähnlichen oder manchmal sogar zu schlimmeren Krankheitsbildern kommt.

Arzneimittel sind keine Heilmittel, das wird immer wieder falsch verstanden. Es besteht bei vielen Menschen der Glaube, dass für jedes Krankheitsbild nur das richtige Mittel gefunden werden muss. Diese Gedanken sind sicher bequem, aber Heilung kann nur erfolgen durch Veränderung der krankheitsverursachenden Situation, und nur in den wenigsten Fällen durch Medizin. Der beste Therapeut und das ausgeklügeltste Medikament können nichts bewirken, wenn der Kranke nicht seine krankheitsverursachende Situation verlässt.

Die meisten Menschen haben immer noch eine mystische Vorstellung darüber, was ein Medikament überhaupt ist.

Als Arzneimittel werden Substanzen bezeichnet, die, in einen Organismus gebracht, beabsichtigte Reaktionen zeigen.

Da letztendlich jeder Stoff auf irgend eine Art und Weise im Organismus eine Veränderung bewirkt und diese Wirkung immer irgendwo Verwendung finden kann, ist das Repertoire an Arzneimitteln unendlich groß.

Das Arzneimittel gilt als wissenschaftlich erwiesen, wenn die Wirkung am Erfolgsorgan sich regelmäßig wiederholen lässt. Der Wirkungsnachweis sagt aber nichts über den Nutzen eines Arzneimittels aus. Betrachten wir z.B. die Antiarrhythmika, so vermögen diese die Rhythmusstörung am Herzen zu beseitigen, weshalb sie eine hohe Akzeptanz genießen, gleichzeitig sinkt aber die Lebenserwartung gegenüber denjenigen, die auf solche Medikamente verzichten[1]. Mit einem Ani-Diabetikum ist es manchmal möglich, den Zucker im Blut zu senken, aber die Vorteile der Blutzuckersenkung sind fraglich und wurden wissenschaftlich nicht genau untersucht. Dagegen ist eine herzschädigende Wirkung bekannt.

Die Wirkung eines Arzneimittel ist auch an seine Dosis gebunden. Es kann nicht davon ausgegangen werden, dass eine hohe Dosis eine bessere Wirkung zur Folge hat, denn die verabreichte Menge entscheidet darüber, ob es sich um eine Arznei oder um ein Gift handelt. Zumindest was die Medikamente der Schulmedizin betrifft.

So kann z.B. Cumarin dazu verwendet werden, das Blut ungerinnbar zu machen, wenn die Gefahr einer Thrombose besteht, Anwendung findet es aber auch als Rattengift.

Die Zusammenhänge im Körper sind nicht zu durchschauen, das muss sich mittlerweile auch die Genforschung eingestehen. So ist es auch nicht möglich vorauszusagen, was ein Arzneimittel letztendlich auf Dauer bewirkt. Von daher müssen nach der Zulassung eines Arzneimittels die Anwender weiter daraufhin kontrolliert werden, ob nicht Veränderungen auftreten, die im Versuchsfeld nicht unmittelbar zu beobachten waren. Dank dieser Forschungsergebnisse werden dann immer wieder Arzneimittel vom Markt genommen oder mit neuen Warnhinweisen versehen. Betroffen von Arzneimittelschäden sind hauptsächlich die Anwender, die aus ihrem Kranksein keine Lehre ziehen. Die Summe der Arzneimittel, die ein solches Verhalten notwendig machen, erzeugen weitere Krankheitsbilder, welche die medizinische Literatur mit neuen Diagnosen bereichert.

Wer die Urtherapie nicht aufnehmen will, sollte zumindest auf pflanzliche Arzneistoffe zurückgreifen. Natürliche Arzneistoffe fügen sich wesentlich besser in den Körper ein, als die synthetischen Stoffe das tun. Werden die angeblich wirksamen Pflanzenstoffe künstlich erzeugt, so ist ihre Wirkung nur eine ähnliche. Wer in der alten medizinischen Literatur sachkundig ist, kennt die Hinweise, auf pflanzliche Arzneimittel zurückzugreifen, wenn die Wirkung ungenügend ist oder wenn Nebenwirkungen zu verzeichnen sind. Als die chemische Industrie begann, Arzneistoffe herzustellen, war man versucht, die natürlichen Stoffe zu kopieren, um diese billiger auf den Markt zu bringen. Der Krücke des Künstlichen war man sich durchaus bewusst. Da es außer dem Preisvorteil nichts zu verzeichnen gab, so propagierte man Werte wie Reinheit und genaue Dosierung. Das aufwendige Brimborium der Laborherstellung belebte einen Mythos, und so vollzog die chemische Industrie ihren Siegeszug, obwohl sie zu Anfang nichts Neues zu bieten hatte. Wenn auch die chemische Arznei nur ein Abklatsch der natürlichen Stoffe war, wurde alles Natürliche lächerlich gemacht und als wirkungslos erklärt. Strophanthus, eines der besten Herzmittel, das mittlerweile in den Schubladen verschwunden ist, kann hier als Musterbeispiel gelten. Mit dem geringen Wirkungsspektrum der künstlichen Arzneimittel ist es nicht mehr möglich, auf die Eigenart der Erkrankung einzugehen. Wer heute unter Schmerzen leidet, erhält ein Schmerzmittel, ganz gleich in welcher Weise der Schmerz sich äußert. Ein solches Vorgehen ist mit pflanzlicher Arznei nicht möglich, da bedarf es der medizinischen Kunst, denn hier ist es ausschlaggebend, welche weiteren Symptome den Schmerz begleiten. Ich sprechen hier nicht von Homöopathie, damit das nicht falsch verstanden wird.

Es reicht nicht aus, Pflanzen in schmerzhemmend, galletreibend oder wassertreibend einzuteilen. Das ist schulmedizinisches Denken, und damit hat man nur geringen Erfolg. Warum die meisten Therapeuten diesem Denken huldigen, scheint die geringe Anforderung zu sein, die ein solches Denken mit sich bringt. Erschwerend kommt hinzu, dass in der Naturheilkunde die Konstitution des Kranken mit berücksichtigt werden muss, weshalb die Therapie der individuellen Rezeptur und keiner Fertigpräparate bedarf.

---

[1] nachzulesen im Deutschen Ärzteblatt Heft 4, vom 28.1.2000

Wildkräuter mit Arzneiwirkung

Die hier erwähnten Pflanzen stellen nur einen Teil der essbaren Kräuter dar, die unseren Speiseplan bereichern.

Sie werden von mir aufgeführt, weil von ihnen eine Arzneiwirkung ausgehen kann oder weil es mir interessant erscheint, auf den weiteren Nutzen hinzuweisen, den sie in früherer Zeit hatten. Dabei habe ich versucht, etwas von dem Schreibstil zu bewahren, aus dessen Buch „Kräuter-Buch von Dr. Ferdinand Müller" (1860) die Hinweise stammen.

Pflanzen mit Arzneiwirkung sollen nicht bevorzugt in den Speiseplan aufgenommen werden. Ihre Berücksichtigung trägt aber mit dazu bei, unseren Körper rundum gesund zu erhalten. Auf eine Beschreibung der einzelnen Pflanzen wurde bewusst verzichtet, da fast jeder Pflanzenführer darüber genügend Informationen bietet.

Kleine Braunelle (Prunella vulgaris)

Auf Wiesen, in Gärten, Wäldern und auf mageren Plätzen häufig wachsende Pflanze mit dunkelblauen oder violetten Lippenblüten. Blätter und Blumen wirken kühlend und gelinde zusammenziehend. Medizinisch verwendet wurde sie früher bei Wundfäulnis, teils durch Bestreichen mit dem Saft, teils durch Auflegen der zerquetschten Blätter oder bei innerlichen Geschwüren als Tee (1 Handvoll Blätter auf 2 Tassen). Das Vieh frisst das Kraut gerne, und aus den Blüten sammeln die Bienen viel Honig. Die jungen Blätter geben einen guten Salat. In Gärten eignet sich die Pflanze auch zum Einfassen von Rabatten.

Breit- und Spitzwegerich (Plantago major und lanceolata)

Beide Arten wachsen in Grasgärten, an Wegen und auf trockenen Weiden. Breitwegerich hat die Besonderheit, überwiegend dort zu wachsen, wo Menschen des Weges gehen. Die Indianer bezeichneten ihn von daher als die Fußspur des weißen Mannes, durch welche er auch nach Amerika einschleppt wurde. Wegerich wird vom Vieh gerne gefressen, und der Same des Breitwegerich liefert den Vögeln ein gutes

Futter. Unter der Bezeichnung Flohsamen wird ein ähnliches Produkt einer indischen Art in Reformhäusern als Verdauungshilfe gehandelt. Die Samen haben einen nussigen angenehmen Geschmack, weshalb sie auch gerne von Kindern gegessen werden. Die Blätter sind sehr kräftig und haben einen Champignon-ähnlichen Geschmack. Die Pflanze wirkt allgemein kräftigend auf die Schleimhäute von Lunge, Harnwegen, Magen und Darm. Wegen der guten Wirkung bei Wunden war es sehr beliebt, die Blätter des Breitwegerichs auf Wunden und Eitergeschwüre zu legen.

Der im nördlichen Deutschland auf salzigem Boden und an Meeresufern vorkommende Meerstrandswegerich (P.maritima) wurde wie Salat und Kohl gegessen. Arzneilich wurde er bei Steinbeschwerden und Grieß verwendet.

Giersch oder Geißfuß (Aegopodium podagraria)

Die Pflanze wächst bevorzugt an schattigen Orten, Waldrändern und zwischen Hecken. Ihr Wurzelwerk bildet ein weit verbreitetes Netzwerk, und durch sein freudiges Wachstum ist er der Alptraum eines jeden Gärtners. In früherer Zeit galt Giersch als das Gemüse der armen Leute. Der Geschmack der jungen Blätter erinnert an Sellerie und Petersilie, weshalb sie auch als Salatwürze gut zu verwenden sind. Ziegen und Hühner fressen das Kraut sehr gerne. Arzneilich fand die Pflanze bei Gicht ihre Anwendung, woraus sich auch der Name herleitet.

Heckenkleber (Galium aparine)

Kletten-Labkraut findet sich stellenweise als sehr lästiges Kraut auf Feldern und in Gärten, wo es die anderen Pflanzen zu überwuchern droht. An seinen Blättern befinden sich rückwärts gebogene Stacheln, mit denen es sich an allen Gegenständen anhängt. Das Kraut wird von dem Vieh gerne gefressen, hingegen lassen es Pferde unberührt stehen. Klein gehackt gibt es ein sehr gutes Futter für junge Gänse. Die Wurzel dient zum Rotfärben, während man den Samen als Kaffeesurrogat benützen kann. Der daraus gepresste Saft hat auflösende und harntreibende Kräfte, die namentlich in der Wassersucht gute Dienste leisten.

Bei Ohrenweh stopfte man es sich früher in die Ohren. Das Kraut, mit „Schmeer" zerstoßen und aufgelegt, soll angeblich Geschwüre und Fleischgewächse zerteilen.

Labkraut (Galium verum und mollugo)
Das gelb blühende Labkraut taucht im Sommer die Wiesen in einen wohlriechenden Honigduft. Es gibt ein beliebtes, gutes Futter für das Vieh und wird von den Bienen fleißig besucht. Lediglich für Pferde soll die Pflanze schädlich sein. Kraut und Blüten eignen sich zum Gelbfärben. Die Wurzel, wenn sie im Frühling oder Herbst gesammelt und in Bier gekocht wird, eignet sich zum Rotfärben des Wollgarns. Die davon fressenden Tiere bekommen rote Knochen. Die im Kraut enthaltenen Fermente können zum Gerinnen der Milch benützt werden, weshalb es manchmal anstelle des Labs zum Käsemachen verwendet wird, woher die Pflanze ihren Namen hat. Die Blüten werden zur Bereitung des Chester-Käses benützt. Früher galt das Kraut als das vorzüglichste Mittel gegen die Fallsucht. Beim Rindvieh vertreibt es angeblich das Blutharnen. Heute findet die Pflanze arzneilich keine Anwendung mehr. Das weißblühende Labkraut ist im Aussehen und seinem Nutzen dem gelben sehr ähnlich, hat etwas breitere Blätter und besitzt keinen holzigen Stengel.

Löwenzahn (Taraxacum officinale)
Häufig ist er als Wildkraut im Garten oder sogar im Rasen anzutreffen. Dort sollte man ihn freudig begrüßen und nicht etwa als störendes „Unkraut" ausrupfen.

Jung geben die feinen Blätter einen angenehmen Salat und ein gesundes Gemüse, weshalb man ihn oft in Gärten pflanzt und wie Endivie behandelt. Schafe und Ziegen fressen ihn besonders gern. Die Blüten werden häufig von Bienen besucht. Der Löwenzahn wirkt auflösend und stärkend auf die Schleimhäute, namentlich auf Lunge, Leber, Darmkanal und Harnwerkzeuge.

Er dient besonders bei atonischer Schwäche im Magen und Darmkanal, in der Leber und anderen Verdauungsorganen, welche nach akuten Krankheiten in diesen Organen zurückbleibt.

Gebraucht man ihn zur Frühlingskur als blutreinigendes Mittel, so trinkt man täglich 2 Esslöffel des aus der ganzen Pflanze gepressten Safts, in Anis- oder Fenchelwasser. Soll der Erfolg ein günstiger sein, so muss die Kur wenigstens 4 bis 5 Wochen regelmäßig fortgesetzt werden. Zum Essen wenig geeignet ist er zur Zeit der Blüte, kann aber danach wieder fleißig gesammelt werden.

Malve (Malva neglecta und sylvestris)
Alle Teile der Pflanze sind stark schleimhaltig. Wegen ihres hohen Schleimgehaltes eignet sich die Malve vorzüglich als reizmilderndes Mittel bei Schleimhautentzündung des Magens, des Halses und bei Husten, der zur Heiserkeit führt. Auf entzündete, hartnäckige Geschwüre legte man früher das zerstoßene Kraut, dann wurde das Gewebe weich und schmerzlos. Die sehr nährende Wurzel kann zu Brot verbacken werden. In China wurden die Blätter als Salat gegessen. Wenn man die Blätter der Malve abkocht, erhält man auf Leinwand eine grüne Farbe und von den Blüten eine rötliche Farbe.

Nachtkerze (Oenothera biennis)
Die Pflanze wird gegenwärtig bei uns überall angetroffen. Erst in den Abendstunden öffnet sie ihre gelben Blüten, die bereits mit dem ersten Sonneneinfall zu welken beginnen. Im Winter gibt die Wurzel in Scheiben geschnitten einen gesunden Salat. Dazu wird die Wurzel bereits im Spätherbst des ersten Jahres herausgenommen und in feuchten Sand gelegt, da sie ansonsten nicht mehr zu gebrauchen ist. Dreht man die reifen Samenhülsen unter Druck zwischen Daumen und Zeigefinger, gewinnt man ihren essbaren Samen, der gelegentlich auch bei Neurodermitis Anwendung findet. Die Blüten werden ihres lieblichen Geschmacks wegen gerne von Kindern gegessen.

Nessel (Urtica urens und dioica)
Lange hielt man diese überall wachsende Pflanze für ein bloßes Unkraut und achtete sie nicht. Heute aber schätzt man sie wegen ihres mannigfachen Nutzens höher. Grün und gedörrt war sie früher ein vorzügliches Futter für Milchkühe und Schafe, weshalb ihr Anbau auf

schlechten Äckern sehr empfehlenswert war, zumal sie jährlich dreimal gemäht werden konnte und den Boden sehr verbesserte. Jung ist die Brennnessel für Gänse und Enten sehr nahrhaft, und auch für den Menschen sind die jungen Sprossen, als Salat gegessen, eine gesunde Nahrung. Ist der Samen reif und beginnen die Stacheln schwarz zu werden, so schneidet man sie ab, geröstet sie und macht aus ihren Fasern die dauerhaftesten Taue, Stricke, Netze, Leinwand usw. In der Piecardie in Frankreich fertigte man früher ein sehr feines Gewebe daraus, brachte es unter dem Namen Nesseltuch in den Handel, welche Benennung nun verschiedene feine leinene und baumwollene Tücher führten. Füttert man Pferden nur acht Tage eine kleine Menge Nesselsamen, so werden sie angeblich sehr fett und schön, was von pfiffigen Pferdehändlern als Geheimnis betrachtet wird. Die Pferde sollen auch munter davon werden und die Samen eine wahre Arznei für dieselben sein.

Der ausgepresste Saft dient beim Menschen vorzüglich als auflösendes und blutreinigendes Mittel, besonders bei Engbrüstigkeit, Schleimhusten, Hautkrankheiten, Allergien und Anämien. Besonders zur Frühlingskur sind 3 mal täglich 50 ml des ausgepressten Saftes, ein gutes Mittel zur Vorbeugung bei Allergieneigung.

Ein Absud des Krautes und der Wurzel gibt eine gelbliche Farbe, mit welcher man früher in Schweden die Eier färbte.

Odermennig (Argimonia eupatoria)

Die Pflanze ist dezent aromatisch und herb. Wegen dieser Eigenschaft wurde die Pflanze bei Schlaffheit des Darmkanals verwendet. Odermennig galt früher als vorzügliches Wundmittel und wurde bei Heiserkeit gepriesen (Kraut der Redner und Sänger).

Vor dem Öffnen der Blüten geben die Blätter und Stengel eine dunkelgelbe Brühe. Wird die mit Wismut vorbereitete Wolle darin getränkt, erhält sie eine schöne goldgelbe, dauerhafte Farbe. Durch Destillation erhält man aus dem Kraut ein wohlriechendes Wasser und ätherisches Öl. Die Blätter werden nur von Schafen und Ziegen gefressen. Gegen Ende der Blütenzeit verlieren die Blätter ihren bitteren Geschmack.

Quecke (Agropyrum repens)

Die Quecke vermehrt sich hauptsächlich durch die Wurzeln, welche unter der Erde fortlaufenden Halmen gleichen. Sie lässt da, wo sie stets wuchert, wenig andere Pflanzen aufkommen, weshalb sie sich keiner großen Beliebtheit erfreut. Dabei hat sie aber den Nutzen, dass sie jedem lockeren Boden Halt gibt, namentlich den Flugsand festigt, Dämmen und Erdwällen eine große Dauer verschafft und sie mit einem grünen Rasen überzieht. An den Meeresufern schätzt man sie, weil sie zum Gewinnen von neuem Boden dient. Die Wurzeln und Halme enthalten einen seifenartigen Saft und mehlige Bestandteile, weshalb man Branntwein daraus gewinnen kann oder sie zu Mehl mahlen und diese mit anderem Mehl zu gutem Brot verbacken kann. Gewaschen, getrocknet, kleingeschnitten und mit Kleie vermischt, gibt sie ein gutes Futter für Rindvieh und macht die Kühe fett und milchreich. Wegen ihrer blutreinigenden Kraft und mild diuretischen Wirkung findet sie sich in vielen Rezepturen. Namentlich bei Drüsenstockungen im Unterleib, bei chronisch veränderter Harnabsonderung und bei Steinkrankheit. Sie findet aber auch Verwendung bei Hautkrankheiten, Gelbsucht, Verhärtungen der Leber und der Milz.

Sand-Segge (Carex arenaria)

An sandigen Orten ist dieses Gras in Deutschland nicht selten anzutreffen. Die Wurzelausläufer werden auch in den Apotheken als deutsche Sarsaparille gehandelt.

Die Sand-Segge riecht schwach aromatisch, terpentinartig, schmeckt süßlich und ist im ersten Frühling am wirksamsten. Frisch leistet sie herrliche Dienste, wogegen sie getrocknet weit weniger wirksam ist. Sie ist blutreinigend, vermehrt den Urin und spielt von daher in den Frühlingskuren eine Hauptrolle. Sie wird bei allen Krankheitsfällen angewendet, wo man das Blut von unreinen Stoffen befreien will, wie z.B. bei Ausschlägen, Flechten, Geschwüren, Anlage zu Rotlauf, bei Verschleimung der Brust, der Gedärme, der Harnwege usw. Bei allen Krankheitszeichen, welche sich auf oder unter der Haut zeigen, sollte sie unbedingt versucht werden.

Schafgarbe (Achillea millefolium)

In Deutschland überall an Wegen, in Hecken und auf Wiesen wachsende Pflanze, die manchmal bis in den Winter fort blüht.

Die ganze Pflanze besitzt einen bitteren, kampferartigen Geschmack und gehört von je her zu den kräftigsten Arzneimitteln. Sie ist besonders wirksam bei Krämpfen, Verdauungsstörungen, Leber und Gallenleiden, Blutflüssen und bei innerlichen Geschwüren, sowie äußerlich als Wundmittel. Als Tee getrunken ist sie gegen die zu stark fließende „goldene Ader" (Hämorrhoiden) gut. Ein Tee von Schafgarbe und Kamille stärkt Kinder, welche nachts das Wasser nicht halten können. Der ausgepresste Saft wird zur Frühlingskur benützt: 2–3 Esslöffel davon genommen, wirkt der Saft kräftigend und etwas Urin treibend und passt besonders bei herabgekommenen Kräften nach einer Krankheit.

Zum Verzehr eignen sich am besten die jungen Pflanzentriebe, solange noch kein Ansatz zur Blüte besteht. Der bittere Geschmack der Schafgarbe wird von vielen Menschen als angenehm empfunden, selbst wenn eine Abneigung gegen andere Bitterpflanzen besteht. Nicht selten gibt es auch eine Spielart mit rosa Blüten. Reibt man das Kraut am Halse und den Seiten des Pferdes stark, so hält der Geruch die Fliegen ab.

Vogelmiere (Stellaria media)

Sie wächst bevorzugt in Gemüsegärten und in Wäldern. Der Same ist ein vorzügliches Vogelfutter für Singvögel, und die ganze Pflanze wird frisch gerne von Schafen, Rindvieh, Pferden und Hühnern gefressen. Auch Krebse fressen die Pflanze auf ihren nächtlichen Landgängen. Die Pflanze ist ein guter Wetterprophet, denn bei heiterem Wetter richtet sie des Morgens ihre Blüten in die Höhe und breitet die Blätter aus. Ist aber die Luft trübe und bald Regen zu erwarten, so hängt sie die Blätter, und die Blüten bleiben geschlossen. Ihre arzneiliche Wirkung ist nicht bedeutend, dennoch wurde sie gerne bei Schwindsucht und Hautausschlägen verwendet. Als Salat zubereitet, ist sie sehr wohlschmeckend. Ihr Geschmack gleicht dem junger Maiskolben. Zu verwechseln ist sie mit dem giftigen Acker-Gauchheil, der sich durch orangerote Blüten und seinen unangenehmen Geschmack von ihr unterscheidet.

Wegwarte (Cichorieum intybus)

Diese ausdauernde Pflanze kommt in vier Arten vor:

1. Die wilde Zichorie, die eine astige, dünne, lange Wurzel hat,
2. die kultivierte Zichorie, diese hat eine lange fleischige Wurzel,
3. eine weißblühende Zichorie, die selten ist, und
4. eine buntblättrige Zichorie, deren grüne Blätter viele rote Flecken hat.

Die kultivierte Zichorie wird heute noch zur Herstellung des Zichorienkaffees angebaut. Dazu bleibt die Wurzel über den Winter im Boden stecken, bis der März wieder schöne Tage bringt. Dann gräbt man sie aus, reinigt und schneidet sie und lässt sie anschließend an der Luft trocknen. Geröstet und noch warm gemahlen, gibt sie dann dem Kaffee untergemischt einen zarten Geschmack und eine schöne Farbe. Aber nicht nur im Kaffee findet sie ihre Verwendung. Ihre Wurzel und die Blätter besitzen auch stärkende und auflösende Eigenschaften und leisten, als Salat gegessen, bei Leberverstopfung, Gallenleiden und Bleichsucht sehr gute Dienste. Mit Zucker überzogen fand die Wurzel früher auch Verwendung gegen Würmer bei Kindern. Den Kühen gefüttert, erzeugt sie bei denselben eine fette Milch, woraus eine sehr wohlschmeckende Butter gewonnen wird. Die gesamte Pflanze schmeckt sehr bitter. Die wilde Zichorie ist der Kulturform in ihrer Wirkung überlegen.

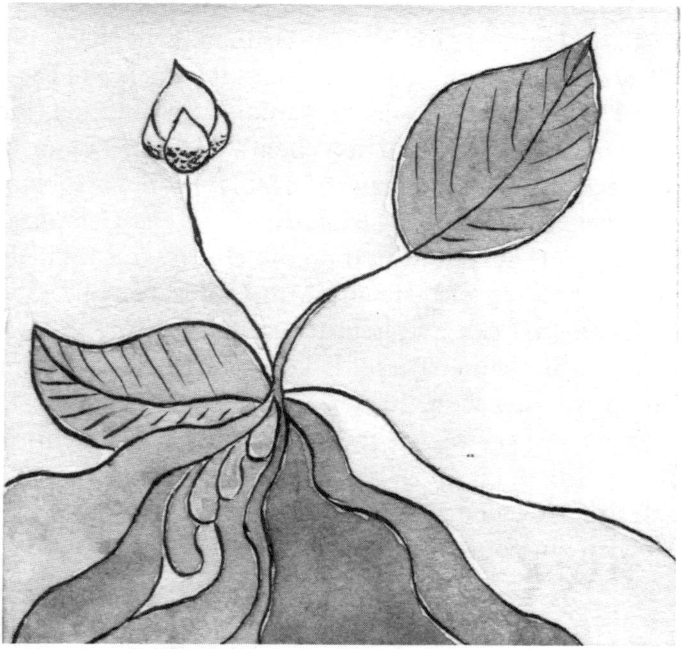

Umweltschutz

Es ist jeder dazu aufgerufen, selber für eine gesunde Umwelt aktiv zu werden. Wer etwas im Alleingang unternimmt, wird feststellen, wie schnell er an seine Grenzen stößt. Von daher ist es ratsam, sich in einer Gruppe zusammenzuschließen. Mein Vorschlag ist, sich als Verein ein Grundstück zu kaufen. Dieses erhält zum Norden hin eine Heckenpflanzung mit einer Breite von mindestens 4 Metern. Im Süden entsteht, wenn es der Lage entspricht, eine Wasserstelle von mindestens 40 m^2 und in der Mitte einer Tiefe von 1 Meter. Keine Fische einsetzen. Teiche immer umzäunen, wenn Kinder unter 3 Jahren anwesend sind, (denn diese ertrinken auch in einer Tiefe von 5 cm, weil sie versuchen, zuerst den Po, statt den Kopf zu heben. Der Tod im Gartenteich stellt in Deutschland die dritthäufigste Todesursache bei Kleinkindern dar). Ein Steinhaufen von 9 m² Grundfläche und 1 m Höhe oder mehr sollte ebenfalls nicht fehlen. Da in manchen Gegenden nicht genügend Natursteine vorhanden sind, können auch alte Ziegelsteine, die später mit Natursteinen bedeckt werden, Verwendung finden. Ein Kompost und ein Holzhaufen dienen ebenfalls vielen Tieren als Unterschlupf oder Substrat, weshalb solche Haufen von Totsubstanz nicht umgeschichtet werden dürfen. Der übrige Teil des Geländes wird in Parzellen von 80 m² aufgeteilt und an die einzelnen Mitglieder vergeben. Diese verpflichten sich, in die Mitte ihrer Parzelle einen Obstbaum zu pflanzen, dessen Ertrag ihnen zur Verfügung steht. Wer aussteigen will, kann seine Parzelle gegen eine ihm frei stehende Ablösesumme weiter geben. In der Satzung wird verankert, dass es nicht erlaubt ist, die Bäume zu schneiden (nur ein Erziehungsschnitt ist erlaubt), künstlich zu düngen oder chemisch zu spritzen. Das Gras wird erst ab August gemäht. Stirbt ein Baum ab, wird er nicht entfernt, sondern es wird ein neuer hinzugepflanzt.

Damit haben wir nicht nur einen Beitrag für die Umwelt geleistet, sondern das einzelne Mitglied erhält zusätzlich die Gelegenheit, ohne großen Aufwand an frisches Obst zu kommen. Meist tragen die Bäume so viel, dass untereinander getauscht werden kann. Eigenes Obst zu kultivieren, kann heute als Segen bezeichnet werden, denn das gekaufte Obst hat zum Teil sehr lange Lagerzeiten hinter sich, was seinen Wert nicht steigert. Vermehrt auch selber alte Obstbäume und züchtet Samen von Eurem Gemüse. Viele neue Sorten sind mutiert, (z.B. Trauben und Orangen ohne Kerne) das heißt, das Erbgut der Pflanze wird künstlich geschädigt.

Es ist immer wichtig, in solche Unternehmungen auch Ortspolitiker mit hineinzuziehen, denn damit erhält man eine Lobby. Warum soll man auf Methoden verzichten, die bei der Großindustrie schon immer erfolgreich angewendet werden?

Wer selbst nicht aktiv werden will, sollte zumindest eine Umweltorganisation mit seiner Spende unterstützen.

Wo erhalte ich was?

Wer ein anspruchsvolles **Kulturprogramm** sucht, das Wort und Musikbeiträge zum Mit- und Nachdenken bietet, ist beim **Radiosender SWR2** bestens aufgehoben. Unter welcher Frequenz der Sender bei Ihnen zu empfangen ist, erfahren Sie unter www.swr2.de.

Frische **Avocado, Orangen und Mandarinen** gibt es von November bis Juni bei der Familie Dornhoff aus Portugal, direkt von der Farm zu Ihnen ins Haus. Mein Rat, bei Orangen und Mandarinen immer nur Sorten mit Kernen bestellen, auch wenn die kernlosen Sorten von Fam. Dornhoff nicht künstlich gengeschädigt (mutiert), sondern durch eine aufwendige Veredelung gezüchtet wurden. Wenn sich Schildläuse oder ein schwarzer Belag auf den Orangenschalen befindet, so ist das kein Qualitätsmangel, sondern weist darauf hin, dass die Schale nicht chemisch aufbereitet wurde.

Fam. Dornhoff
Quinta dos Passaros
Sociedade Agricole Lda. Sitio 165 T
8300-020 Silves / Portugal

Mit frischen **Tropenfrüchten** versorgt Sie Herr Rudolf Bergk. Die Früchte werden von ihm am Flughafen Frankfurt abgeholt, bei sich Zuhause aufgeteilt und gleich an die verschiedenen Bestelladressen verschickt.

Tropenfrucht Direktversand
Rudolf Bergk
Brandauer Weg 21
D-64397 Modautal

Die Tropenfruchtversender haben ein schweres Los. Erstens haben die Empfänger eine unterschiedliche Auffassung darüber, wie die Tropenfrucht in ihrer Beschaffenheit sein muss, und zweitens fällt es den Bauern schwer zu begreifen, um was es bei der Lieferung überhaupt geht.

Zudem sind die Transportkosten enorm, weshalb bei mangelhafter Ware die Verluste nicht unerheblich sind.

Am Baum gereifte Tropenfrüchte erkennen wir an ihrem Aroma. Selbst Bananen haben dann einen fruchtigen Geschmack. Frisch geerntete Früchte haben keinen eingetrockneten Strunk. Bei der Bestellung unbedingt den gewünschten Reifegrad angeben, da die Ware sehr schnell verdirbt. Die Lagerung soll nicht unter 12 °C erfolgen und zum Nachreifen muss die Tropenfrucht bei über 18 °C gelagert werden.

Gesundheitsreisen nach Thailand, Malaysia oder Sri Lanka unternimmt Thomas Klein. Herr Klein sorgt auch für eine optimale Kost im Sinne der Urtherapie. Wer lieber in der Nähe bleiben will, kann auch eine Gesundheitsreise nach Polen oder in die Sächsische Schweiz buchen.

La Vita Gesundheitsreisen
Thomas Klein
Hebbelstr. 19
D-01157 Dresden

Der **Entsafter** Green Life hat sich für das Entsaften von Wildkräutern am besten bewährt. Sie erhalten den Entsafter beim Versandhandel

Bio-Center
Boschring 5
D-63329 Egelsbach
Tel: (0 61 03) 2 01 14 40

Ist bei Ihnen keine naturbelassene **grüne Heilerde** zu bekommen, wenden Sie sich an Herrn Bachert. Bioläden können von dort ihre Heilerde beziehen. Herr Bachert liefert auch frische unbehandelte **Macadamia- und Cashewkerne**.

Siegfried Bachert Import
Postfach 11 05
D-65701 Hofheim a. Ts.
Tel.: (0 61 92) 2 22 01, Fax: (0 61 92) 2 22 08
E-Mail: argiletz@gmx.de

Wer Einblick in den ‚**Großen Gesundheits-Konz**' nehmen möchte, dem bietet sich die Möglichkeit unter der Internet-Adresse http://www.BFGeV.de.
Sie können den Großen Gesundheits-Konz auch kostenlos erhalten, durch eine Mitgliedschaft im Bund für Gesundheit. Sie erhalten damit gleichzeitig das Heft „Natürlich Leben", das 6-mal jährlich erscheint. Die Mitgliedschaft erfordert keine lange Formalität. Laut Satzung gilt die Einzahlung des einmaligen Aufnahmebeitrags von 68,– DM und des ersten Jahresmitgliedsbeitrags von 60,– DM (zusammen 128,– DM) als Eintritt. Eine Kündigung ist jederzeit möglich. Die Zahlung erfolgt auf das Konto der **Postbank Köln, des Bund für Gesundheit e.V., Konto-Nr. 443905-503, BLZ 370 100 50**. In der Spalte Auftraggeber genügt der Vor- und Zuname. In das Feld Verwendungszweck die Straße und den Ort mit Postleitzahl unbedingt eintragen, damit man weiß, wohin das Buch gesendet werden soll. Bitte die Einzahlung nicht zusätzlich ankündigen, der Verein ist absolut überlastet. Anschrift:

BFG e.V.
Talstraße 36
D-52525 Heinsberg.

Wer sich bereits durch die Urtherapie geheilt hat, erfahren Sie unter: www.bfgev.de suchen unter: „**Referenzen zur Urtherapie**" Leider sind die Betroffenen nicht mehr alle bereit, ihre Adressen veröffentlichen zu lassen, weil das Motiv der Anrufer Neugierde ist und nicht weil sie bereit sind, die Urtherapie aufzunehmen. Eine Kontrolle hat ergeben, dass von 150 betroffenen Anrufern, die sich bei einer Frau nach ihrem Heilungserfolg erkundigten, sie hatte Multiple-Sklerose, nicht einer bereit war, es ihr nachzumachen. Da haben nur noch wenige Lust, sich stundenlang mit Kranken zu unterhalten, die nicht im geringsten bereit sind, selber etwas zu unternehmen. **Dennoch, wer sich durch die Urtherapie geheilt hat und gewillt ist, anderen weiterzuhelfen, den bitte ich, mir in wenigen Worten seinen Erfahrungsbericht zu schicken, damit ich aus den einzelnen Erfahrungen weiter lernen kann.**

Selbsthilfegruppen

Für sie kann ich keine Empfehlung aussprechen. Laut Franz Konz sind die Anonymen Alkoholiker eine positive Ausnahme. Selbsthilfegruppen tragen ihren Namen zu Unrecht, denn von Eigeninitiative ist nichts zu spüren. Sie warten lediglich darauf, bis ihnen jemand die Wunderpille reicht. Zudem sind Selbsthilfegruppen fest in der Hand von Ärzten, die jeder Eigeninitiative argwöhnisch gegenüberstehen.

Wer einen **Pflanzenführer** sucht zum Sammeln der Wildkräuter, ist mit dem Buch „Was blüht denn da?“ aus dem Kosmos-Verlag gut bedient. ISBN 3-440-07244-4.

Kräuterführung

Kräuterführungen werden von mir regelmäßig durchgeführt. Die Termine erfahren Sie unter der Internetadresse: www.urtherapie.de. Für Gruppen ab 10 Personen können gesonderte Termine vereinbart werden.

Journal für gesundes Leben

Postfach 1217 · 76663 Bad Schönborn · Telefon (07253) 3718 · Fax (07253) 33955

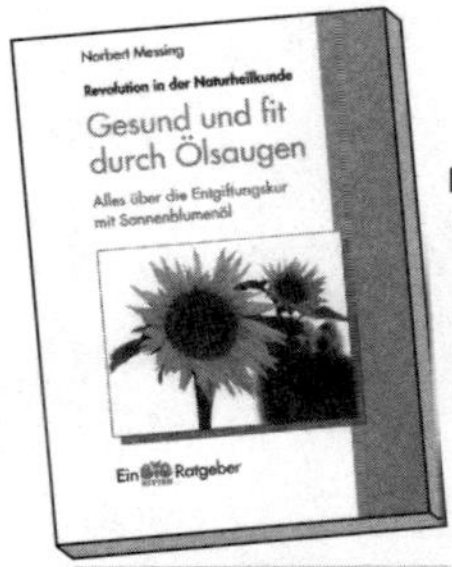

Neuerscheinung
78 S., DM 22,– [€ 11,25]
ISBN 3-920788-44-3

„Revolution in der Naturheilkunde!"

Gesund und fit durch Ölsaugen

Die Ölziehkur kann bei ganz unterschiedlichen Krankheiten oft erstaunlich schnell helfen: Im Falle von Allergien und Augenleiden ebenso wie bei Kopfschmerzen/Migräne, Infektanfälligkeit, Rheuma (Arthritis, Arthrose) oder Zahnfleischerkrankungen sowie zahlreichen weiteren Leiden. Kaum eine andere Naturheilmethode • **entgiftet den Körper** so gründlich wie die Kur mit Sonnenblumenöl. Außerdem schützt sie sehr wirksam vor gefürchteten chronischen Leiden (Herz-Kreislauf, Stoffwechsel, Krebs u. a.).

In der Neuerscheinung erfahren Sie alles, was Sie für die erfolgreiche Anwendung brauchen. Mit aktuellen • **neuen Erkenntnissen** zu den Wirkungsweisen, einem • **Praxis-ABC der besten therapeutischen Öle**, Techniken wie der • **Ayurveda-Mundspülung** oder • **Aromatherapie**. Der Leser findet ausführliche Hinweise zur Behandlung einzelner Leiden, einschließlich spezieller Ölziehkuren zur zusätzlichen Intensivierung der Entschlackung und Entgiftung.

Gehirnnahrung & Fitness für die grauen Zellen

Geistig jungbleiben bis ins hohe Alter

Ein bekannter Ganzheitsmediziner offenbart hier das Geheimnis • **anhaltender geistiger Jugend** und zeigt, wie • **Gedächtnis, Konzentration** und **Intelligenz** dauerhaft erhalten oder gestärkt werden können.

Als wahre Lebenselixiere für das Nervensystem erweisen sich dabei • **natürliche Wirkstoffkomplexe**, die auch das wirksamste Mittel darstellen, um schweren Formen von Hirnleistungsstörungen vorzubeugen (Demenz, Alzheimer Krankheit). Bemerkenswerte, geradezu beispielhafte klinische Versuche, die mit solchen „Geheimrezepten" bereits vor Jahrzehnten unternommen wurden, haben hierzu erstaunliche – zwischenzeitlich leider vergessene – Erfolge erbracht. Mit Hinweisen zu geeigneten Methoden des „Hirn-Joggings" und einem • **„Lexikon der gehirnaktiven Bio-Substanzen und Lebensmittel".**

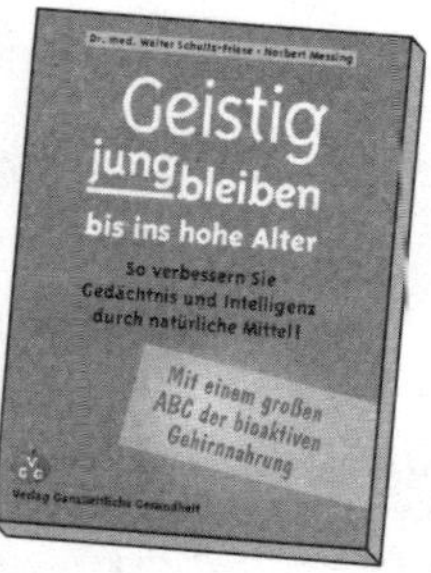

Neuauflage
128 S., DM 18,– [€ 9,20]
ISBN 3-927124-06-0

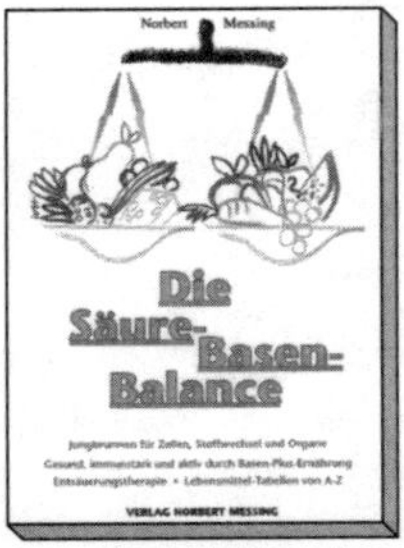

3. Auflage
80 S., DM 15,– [€ 7,67]
ISBN 3-927124-22-2

Entsäuerung = Verjüngung & Heilung

Die Säure-Basen-Balance

Macht • **Übersäuerung** krank? Wie lassen sich die entsprechenden Risiken sicher erkennen und meistern? Hier erfahren Sie von ganz überraschenden Möglichkeiten der • **Lebensverlängerung** durch Entsäuerung. Praktische Tipps zur effektiven Schutzkost in Form einer von jedem leicht zu praktizierenden • **Basen-Plus-Ernährung** schließen sich an. Umfassende Tabellen geben Auskunft zum Säure- und Basengehalt aller üblichen Lebensmittel, und zwar auf der Grundlage • **neuester Analysewerte!**

In der 3. Auflage ausführlich beschrieben: Warum praktisch alle chronischen Leiden heilbar sind. • **Azidose-Therapie konkret**: Entsäuerung nach Dr. med. Renate Collier.

„Wunderwaffe Vitamin C“

Das praktische Handbuch zum Vitamin C

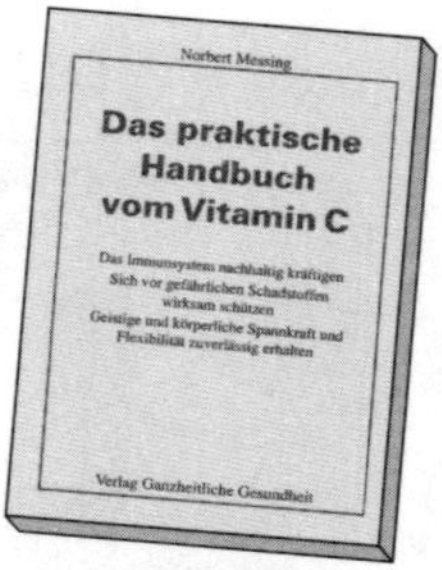

Vitamin C ist eine ganz einzigartige „Superwaffe“ der Natur im täglichen Ringen um unseren wertvollsten Besitz: die Gesundheit. Der Ratgeber zeigt Ihnen, wie Sie die geradezu wundersame Wirkung des Stoffes konkret und sofort für Ihr Wohlergehen nutzen und • **Ihr Immunsystem nachhaltig kräftigen** können (z. B. gegen Krebszellen, Bakterien oder Viren). Der Leser erfährt, wie er • **sich vor gefährlichen Schadstoffen zu schützen** vermag (z. B. Schwermetalle oder Chemikalien und Radioaktivität). Es wird darüber hinaus gezeigt, dass es möglich ist, • **jugendliche Frische auch im Alter zu bewahren** und seine geistige und körperliche Spannkraft und Flexibilität ohne Einbußen zu erhalten.
• **„Wer meint, er weiß genug über Vitamin C – der irrt!“**

3. Auflage
80 S., DM 15,– [€ 7,67]
ISBN 3-927124-14-1

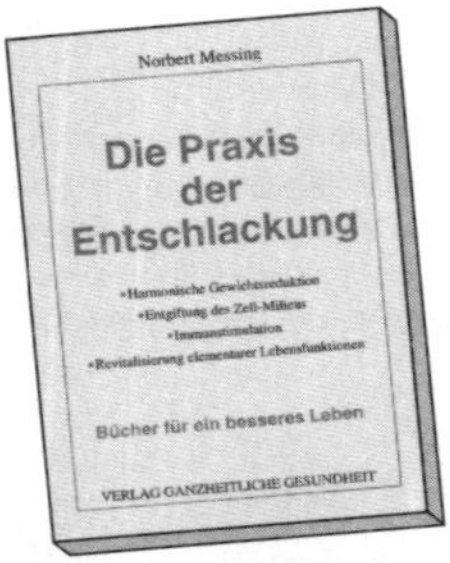

Reinigung bis in die letzte Zelle

Die Praxis der Entschlackung

Das grundlegende Buch behandelt ganz zentrale Fragen: • **Wie reinigen wir das Zellgewebe** des Organismus und erlauben einen ungestörten Nähr- und Wirkstofftransport? Wie schaffen wir aktiv jene Voraussetzungen, die es unserem • **Immunsystem** erlauben, seine vielfältigen Schutzfunktionen schlagkräftig zu entfalten?
Hier nur einige Stichworte aus dem Inhalt: Die wichtigsten Entschlackungskuren. • **Säfte, Kräuter, Wildpflanzen**. Heilkräuter und ihre reinigenden Wirkungen. • **Säure-Basen-Haushalt**. Die Bedeutung des • **Chlorophylls**. Säfte-Cocktails für alle Lebens- und Problemlagen. • **Tagesprogramme für Entschlackungskuren**...

2. Auflage
80 S., DM 15,– [€ 7,67]
ISBN 3-927124-18-4

Ein Erfolgstitel in stark erweiterter Neuauflage!

Lebensmittel als Arznei

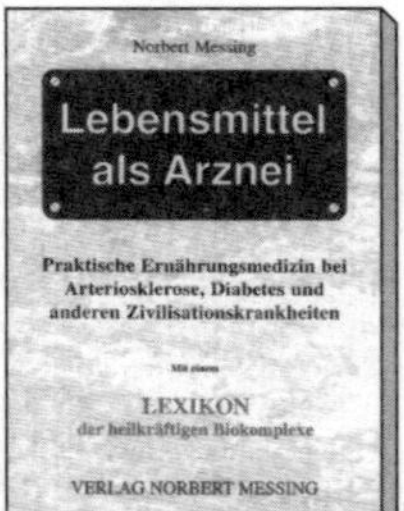

Vielfältige Studien und neueste Erkenntnisse der medizinischen Ernährungsforschung lassen daran keinen Zweifel: Es gibt inzwischen überwältigende Beweise dafür, dass • **Herzinfarkt** und • **Arteriosklerose**, vielfältige • **Krebserkrankungen**, • **Diabetes** und andere Stoffwechselleiden sowie die sogenannten • **Alterserscheinungen** durch hochwertige natürliche Nahrungssubstanzen vermeidbar, beeinflussbar, ja in vielen Fällen heilbar sind! Als Heilmittel erweisen sich in diesem Falle ganzheitliche • **„Lebensmittel-Integrale“**.
Eine praxisorientierte Anleitung, um diese zu nutzen, gibt das soeben neu erschienene Buch mit einem ausführlichen • **„ABC der heilkräftigen Lebensmittel“!**

Neuauflage
140 S., DM 18,80 [€ 9,61]
ISBN 3-927124-00-1

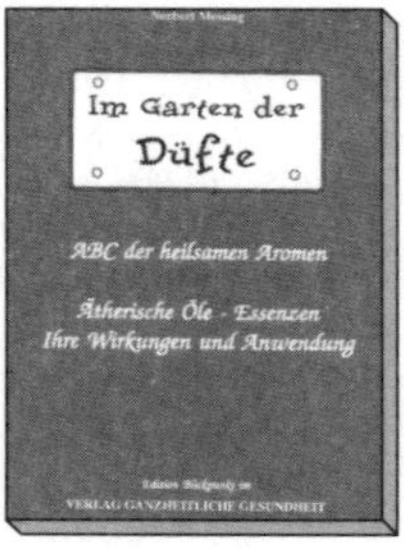

ABC der Aromen und Heil-Essenzen

Im Garten der Düfte

In diesem übersichtlichen Werk erfahren Sie alles über die Möglichkeiten • **heilsam-balsamischer Duftöle** für alle Lebenslagen, für kranke und gesunde Tage, Körper und Seele.
Aus dem Inhalt: Was sind „ätherische Öle“ oder „Essenzen“? Hauptwirkungsweise der Duftöle, Duftöle in der Anwendung (Inhalation, Massage, Einnahme, Duftlampe), • **Therapie mit Aromen**, großes • **Lexikon der Duftöle** (von Anis bis Zypresse).

1. Auflage
80 S., DM 15,– [€ 7,67]
ISBN 3-927124-20-6

Sensationell einfach – sensationell gut

Zilgrei – Aktiv gegen den Schmerz!

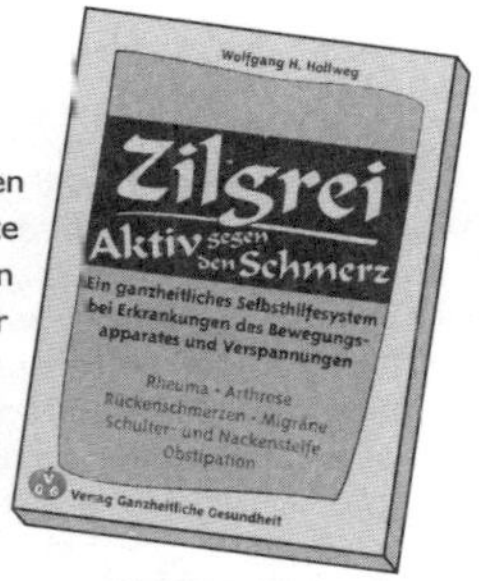

Zilgrei ist ein neuartiges, so einfaches wie wirkungsvolles Selbsthilfesystem bei Schmerzen aller Art (von Rheuma, Bandscheiben bis Migräne). Die Methode kombiniert bestimmte • **therapeutische**, dem Schmerz entgegengesetzte **Bewegungen** mit einer speziellen • **Tiefenatmung**. Beides zusammen verbessert u. a. die Sauerstoffversorgung der erkrankten Organe und erleichtert damit den • **Abtransport von Stoffwechselschlacken**. Gelenke und Gewebe können sich erholen, reinigen, regenerieren. • **Zilgrei hat sich in vielen Fällen bewährt, wo andere Maßnahmen versagten**. Das vorliegende Buch wird vom ZDF und der Stiftung Lesen ausdrücklich empfohlen!

3. Auflage
64 S., DM 14,– [€ 7,16]
ISBN 3-927124-12-5

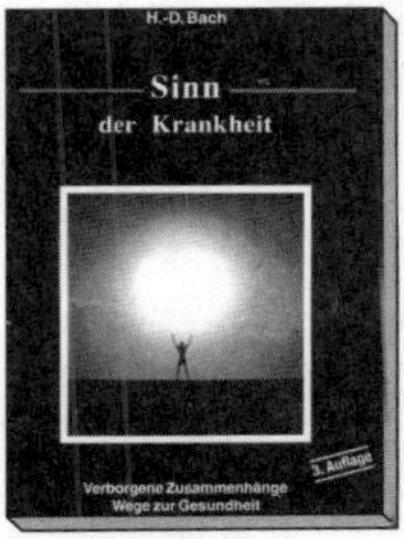

3. Auflage
232 S., DM 29,80 [€ 15,24]
Standardwerk!

Verschlüsselte Körperbotschaften erkennen

Sinn der Krankheit

Dem Wissenden, der genau hinzuschauen gelernt hat, offenbaren sich gerade im Falle von körperlichen Leiden unerhört wertvolle • **verborgene Sinn-Zusammenhänge**. Die Entschlüsselung dieser geheimen Botschaften bietet ein vollständiges • **Programm für die Heilung vielfältiger belastender Krankheiten**, egal welcher Art oder Ursache. Der Autor des Ratgebers, ein renommierter Naturheilkundler, weist hier präzise nach, warum bestimmte • **negative Gefühle ein ganz spezielles Organ erkranken lassen**. Er zeigt aber auch auf, welche positiven Empfindungen die Organe wieder gesund machen und ergänzt dies durch ausführliche • **naturmedizinische Behandlungsempfehlungen**.

Motto fürs neue Jahrtausend: „Fit mit Früchten!"

Der Obst-Gemüse-Faktor

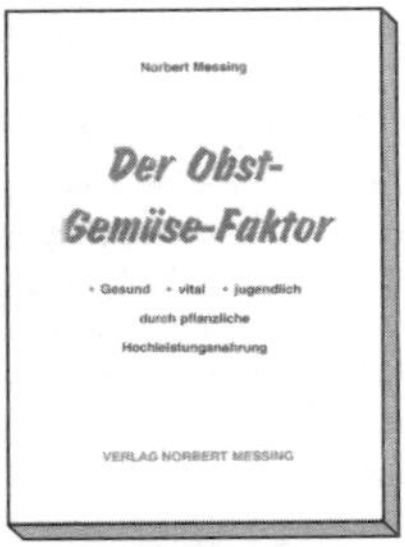

Die Medizin ist dem Geheimnis jener Stoffe auf der Spur, die • **Gesundheit erzeugen** und dadurch • **wirksamer als alle Arzneien** vor Herzinfarkt, Krebs, Stoffwechselstörungen, Rheuma, (Nahrungsmittel-) Allergien, Leistungsverlust im Alter schützen. Die Stoffe haben viele Namen (z. B. Flavonoide, Steroide), ihre Quelle ist jedoch leicht zu benennen: vornehmlich besondere Früchte aus Feld und Flur. Wie Sie diesen lebensrettenden • **Obst-Gemüse-Faktor** am besten für Ihr persönliches lebenslanges Fitnessprogramm nutzen können, erfahren Sie kompakt und gut lesbar in diesem kleinen Erfolgstitel.

3. Auflage
32 S., DM 8,50 [€ 4,35]
ISBN 3-927124-24-9

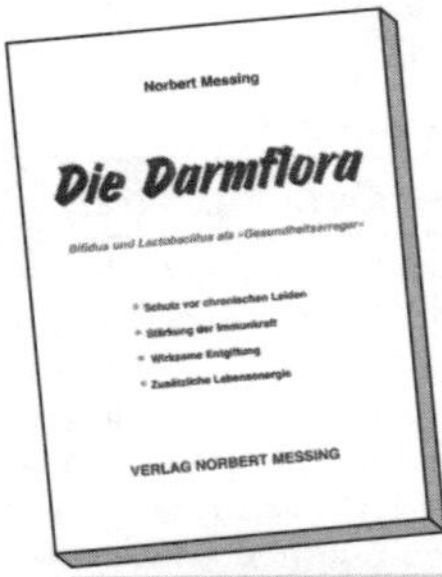

3. Auflage
32 S., DM 8,50 [€ 4,35]
ISBN 3-927124-25-7

Eine segensreiche Symbiose

Die Darmflora

Der moderne Lebensstil schädigt vor allem unsere Verdauung und die ungemein wichtige • **Darmflora**. Hieraus resultieren verschiedene Gefahren (Rückvergiftung aus dem Darm, Krebs, Immunschwäche, Leberschädigungen). Um diesen vorzubeugen, müssen wir die • **Milchsäurebildner** (Bifidus-Arten, Laktobazillen) des Darms durch unterstützende Maßnahmen fördern. Die symbiotischen Darmbakterien werden dadurch zu • **„Gesundheits-Erregern" und Schutzfaktoren ersten Ranges**. Hier lesen Sie, was wir dabei gesundheitlich gewinnen und wie wir das Wissen praktisch in die Tat umsetzen können. Neu und praktisch: Mit einem kleinen „Einkaufsführer" für besonders nützliche symbiosefreundliche Verdauungshilfen.

Unterschätzt, aber folgenreich:

Milchallergie!

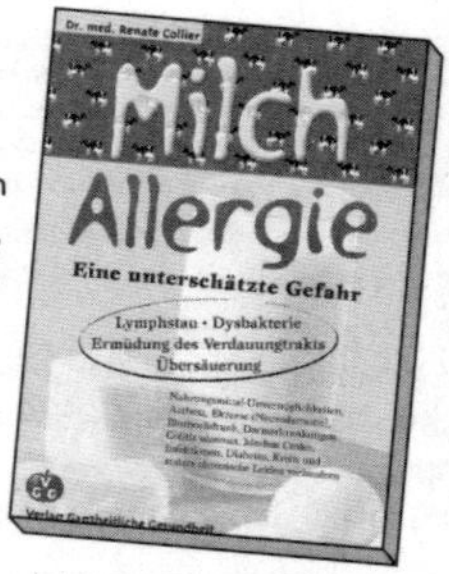

Milch macht viele Menschen krank. Ihr Verzehr fördert ganz früh schon das Auftreten von • **Kinderkrankheiten** und führt später dann u. a. zu • **Verdauungsstörungen**, • **Nahrungsmittel-Unverträglichkeiten**, • **Allergien**, • **Ekzem**, • **Neurodermitis**, • **Asthma**. Die • **Lymphe** wird zähflüssig und **staut sich**. Dadurch kann der Körper nicht mehr entgiftet und entsäuert werden. Warum dies so ist und was wir tun können, um Risiken zu vermeiden, erfahren Sie in dem neuen Ratgeber einer erfahrenen • **Naturheilärztin und Entsäuerungsspezialistin**.

Neuerscheinung
64 S., DM 13,50 [€ 6,90]
ISBN 3-927124-29-X

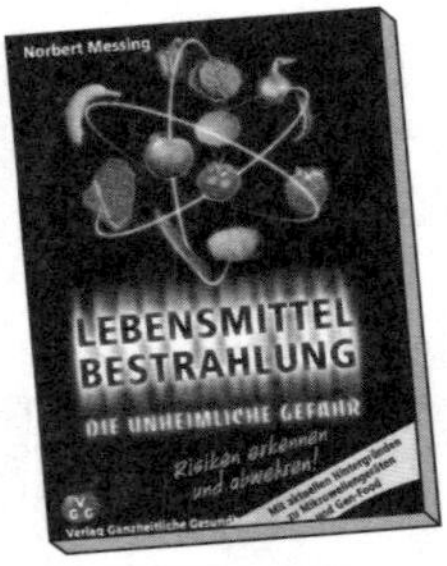

Neuerscheinung
128 S., DM 18,– [€ 9,20]
ISBN 3-927124-32-X

Krank durch Strahlenkost?!

Lebensmittel-Bestrahlung

Radioaktiv bestrahlte Lebensmittel gibt es bei uns bereits in den Geschäften – mit stark steigender Tendenz. • **Schadet solche „Strahlen-Kost" dem Konsumenten?** Vieles spricht dafür. Hier erfahren Sie den Stand der unschönen Dinge und • **wie Sie sich sofort und in Zukunft effektiv schützen können**. Dies gilt auch im Hinblick auf • **Mikrowellen** (-Geräte) und • **Gen-Food**. Mit vielen Adressen und einer großen • **Übersicht zu Bestrahlungsanlagen** und den zahlreichen • **bestrahlten Erzeugnissen** (von Gewürzen, Gemüsen und Früchten bis Garnelen und Fleisch).

So bleiben Sie jung an Körper und Geist

Neue Wege zur Gesundheit

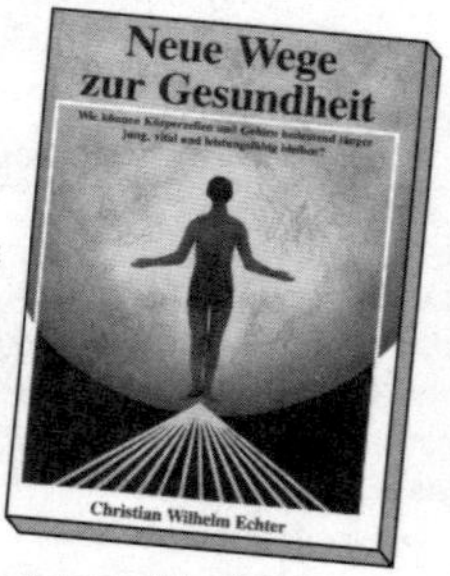

Das Buch behandelt zentrale Problemfelder des Organismus. Beispielsweise: Wie bremst man den • **Alterungsprozess der Körperzellen?** Der • **präzise funktionierende Darm**: ein solides Fundament, um länger jung, gesund und vital zu bleiben. Welche speziellen • **Heilwirkungen** haben die einzelnen • **Gemüse, Obst-, Getreide- und (Wild-) Kräutersorten?** Darüber hinaus enthält der Ratgeber zahlreiche Tipps bei Verdauungsstörungen und Kostumstellung, führt nützliche • **natürliche Enzymquellen** auf und beispielsweise auch 21 pikante und • **symbiosefreundliche Rezepte** zur Regeneration der lebenswichtigen Darmflora! Der Autor ist Leiter eines Gesundheitszentrums und bildet seit Jahren als Dozent Gesundheits- und Ernährungsberater aus.

gebunden
196 S., DM 26,– [€ 13,29]
ISBN 3-927124-13-3

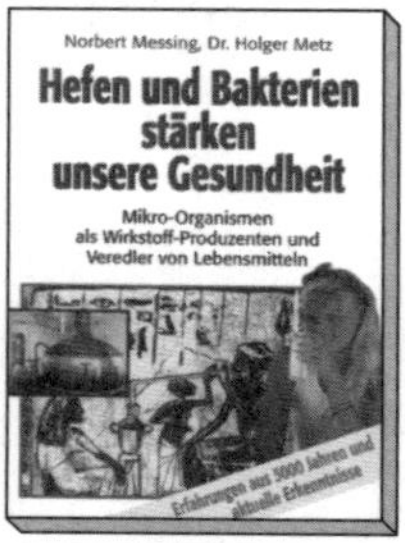

2. Auflage
150 S., DM 22,80 [€ 11,66]
ISBN 3-927124-17-6

Von Probiotika und „heilenden Keimen"

Hefen und Bakterien stärken unsere Gesundheit!

Wussten Sie, dass viele chronische Leiden in einem abwehrstarken Körper keine Chance haben, und dass bestimmte Mikroorganismen für • **„Immunität"**, Unverletzlichkeit sorgen können? Wussten Sie, dass Hefen bei Mykosen (Pilzerkrankungen) helfen? Wussten Sie, dass es bei den Lebensmitteln ein „probiotisches Prinzip" (= **für** das Leben statt „Antibiotika" = **gegen** das Leben) gibt? Innerhalb einer solchen hochwirksamen Schutzkost gegen Herzinfarkt, Krebs, Allergien u. a. spielen • **fermentierte Lebensmittel (Milchsäurebakterien, Hefen)** eine besondere Rolle. Alles Wissenswerte dazu – praktisch ausgerichtet und allgemeinverständlich geschrieben – erfährt der Leser im vorliegenden Ratgeber.

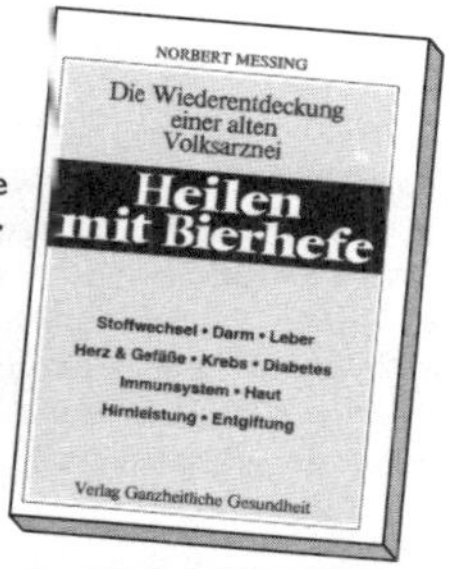

Die Wiederentdeckung einer alten Volksarznei

Heilen mit Bierhefe

Bierhefe erweist sich als • **Gesundheitsförderer der Extraklasse** und gilt als „größte Entdeckung der Ernährungsforschung" – als der • **„Wirkstoffmulti" der Natur schlechthin** (Vitamine, Enzyme, Spurenelemente, Cholin, Glutathion u. a.). Die Erfahrungen der Medizin sind beeindruckend – ob es nun um • **Lebererkrankungen, Diabetes, Herz-Kreislaufleiden**, Störungen der • **Geistestätigkeit** oder den • **Schutz vor Umweltgiften** geht. Bierhefe zeigt sich als hilfreich bei • **chronischen Verdauungsbeschwerden**, • **Hauterkrankungen**, • **Hämorrhoiden**, und Forschungen deuten sogar auf ausgeprägte • **krebsfeindliche Wirkungen** hin.
Das Buch erklärt anschaulich und allgemeinverständlich, • **wie man die Vorzüge des bemerkenswerten Einzellers optimal und ohne großen Aufwand in der täglichen Ernährungspraxis nutzen kann!**

6. Auflage
100 S., DM 18,– [€ 9,20]
ISBN 3-927124-01-X

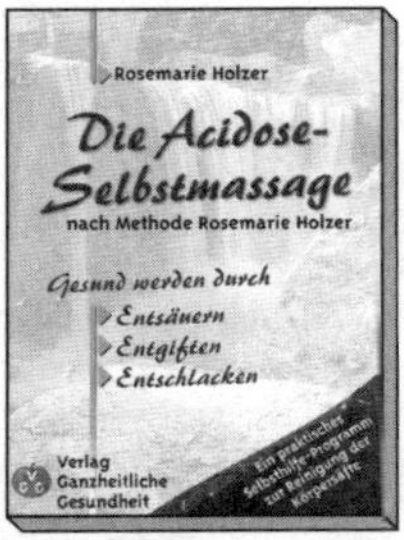

1. Auflage
56 S., DM 18,– [€ 9,20]
ISBN 3-927124-36-2

Den Körper entsäuern & entgiften

Die Acidose-Selbstmassage

Die Entsäuerung, Entgiftung, • **Entschlackung des Säftesystems** unseres Körpers weist einen naturgemäßen, ursächlichen Weg zur Gesundung, Vitalisierung und zu höheren Stufen des Wohlbefindens. Ein wertvolles und neuartiges Hilfsmittel zur „Klärung der Körpersäfte" stellt die • **Acidose-Selbstmassage** dar. Der Ratgeber enthält ein • **vollständiges Programm** an erprobten und bewährten Übungen – alles anschaulich mit Abbildungen präsentiert und für die sofortige Umsetzung in die Lebenspraxis bestens geeignet. Eigene Kapitel erläutern die Gründzüge und • **Bedeutung des Säure-Basen-Haushaltes** und eines • **intakten Lymphsystems** für unser persönliches Gesundheitsschicksal. Denn eine wirkungsvolle Entgiftung verhindert zuverlässig chronische Leiden und vorzeitiges Altern.

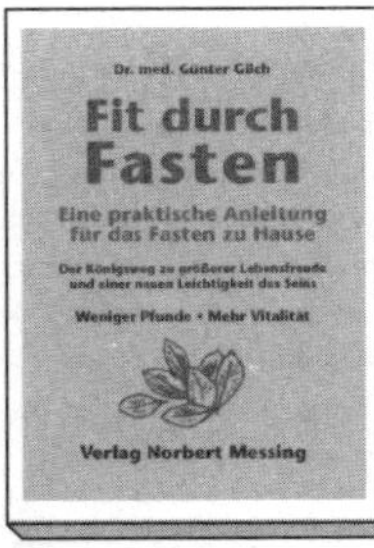

Großer Gewinn durch kleinen Verzicht

Fit durch Fasten!

Die aktuelle Neuerscheinung vermittelt alles, was Sie wissen müssen, um eine Fastenkur in Eigenregie erfolgreich und ohne Risiko durchführen zu können. Wichtige Fragen werden vorab geklärt: • **Für wen ist Fasten geeignet? Bei welchen Krankheiten?** Schritt für Schritt erfährt der Leser, wie er vorzugehen und was er zu besorgen hat. Ausführlich wird das bislang vernachlässigte Kapitel • **„Fasten und Entsäuerung"** behandelt, ebenso die • **äußere und innere Reinigung** und schließlich auch das richtige Fastenbrechen. Bewährte • **Rezepte**, Hinweise auf nützliche • **Heilkräuter** sowie die besten • **Fastengetränke** und anderes mehr runden den Ratgeber ab. Der Autor ist ein erfahrender Arzt und Fastenleiter.

1. Auflage
48 S., DM 10,– [€ 5,11]
ISBN 3-927124-31-1

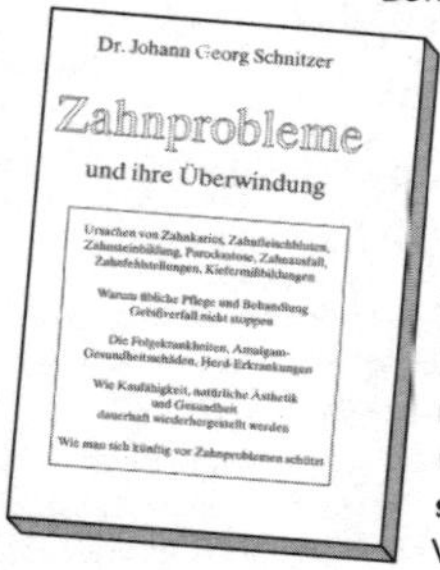

Standardwerk!
190 S., DM 19,80 [€ 10,12]
mit großem Farbteil

Kraftvoll zubeißen – natürlich!

Zahnprobleme und ihre Überwindung

Der bekannte Ernährungspionier und Zahnarzt • **Dr. J. G. Schnitzer** erläutert in diesem neuen Ratgeber die Ursachen von Zahnstörungen, warnt vor • **Herderkrankungen und Amalgam-Gefahren**. Vor allem zeigt er, wie man • **Zahnprobleme risikolos und sicher beseitigt** und sich dauerhaft davor schützt. Ein Rat-Geber im besten Sinne des Wortes aus der Feder einer der großen Persönlichkeiten der zeitgenössischen Alternativ-Medizin.

Ein Standardwerk der „sanften Medizin“

Naturärzte-Wegweiser

Das große ABC der Naturmedizin mit vielen Adressen, Infos, Tipps: Anschriften von weit mehr als • **5.000 Bio-Ärzten** (Homöopathie, Naturheilverfahren, Akupunktur), • **Zahnärzten, Tierärzten**. Fast • **100 Kliniken** für Ganzheitsmedizin. Szene-Infos: zahlreiche Anlaufstellen für • **naturheilkundliche Selbsthilfe**. Überblick zu • **Ausbildungsmöglichkeiten** für Laien (Gesundheitsberater, Heilpraktiker u. ä.) und Therapeuten. Mit ausführlichen zusätzlichen aktuellen Info-Blättern mit Adressen und Anregungen sowie einem Lexikon der erfolgreichsten Bio-Therapien.

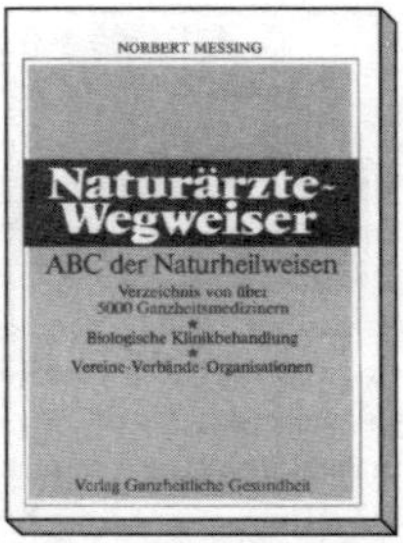

6. Auflage
160 S., DM 18,– [€ 9,20]
ISBN 3-927124-02-8

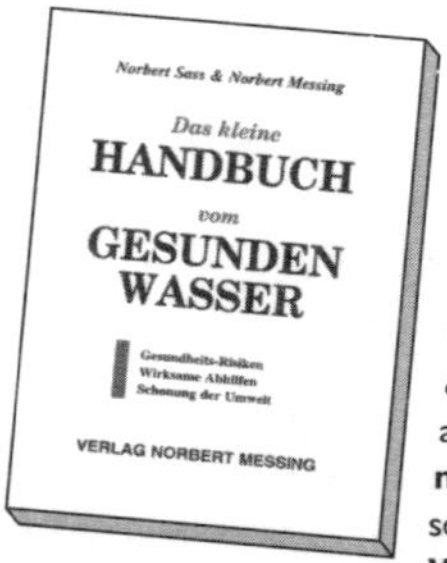

1. Auflage
40 S., DM 10,– [€ 5,11]
ISBN 3-927124-28-1

Nur aus reinen Brunnen schöpfen wir Kraft

Das kleine Handbuch vom gesunden Wasser

Wasser ist das „Beste aller Dinge“ für unsere Gesundheit – doch sind seine Quellen heute oft durch Schadstoffe (Chlor, Nitrat) getrübt. Der neue Ratgeber bietet hier eine Bestandsaufnahme und zeigt beispielsweise, wie • **krebserzeugende Nitrosamine** und • **krankmachende Schwermetalle** vermieden werden können. • **Mineral- und Heilwässer** sowie verschiedene • **Filter-Reinigungssysteme** stehen auf dem Prüfstand. • **Tipps zum Wassersparen** und ein • **umfangreicher Adress-Service** zum sogenannten • **belebten Wasser** nach Schauberger, Grander u. a. runden das Handbuch ab.

„Erkenne das Antlitz und hilf dem Körper!“

Sprechende Gesichter

Als Standardwerk, das immer zur Hand sein sollte, hat man das Buch nach Erscheinen bezeichnet und gefeiert. Die • **Antlitzmethode** erleichtert es jedermann, Einblicke in Veranlagungen, Seelenleben des Gegenübers (auch in Gestalt des Spiegelbildes) zu gewinnen. Sie ermöglicht es uns vor allem, • **Krankheiten auf einen Blick zu erkennen**. Viele Farbfotos schulen den Leser und Betrachter sehr anschaulich und lebensnah in dieser Fertigkeit. An die daraus resultierenden Diagnosen schließen sich aber auch noch • **konkrete biologische Therapie-Empfehlungen** eines namhaften Naturheilkundlers an.

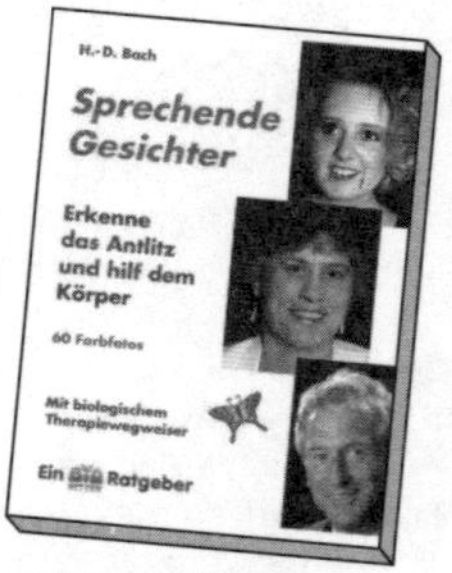

gebunden
221 S., DM 44,– [€ 22,50]
mit vielen Farbfotos

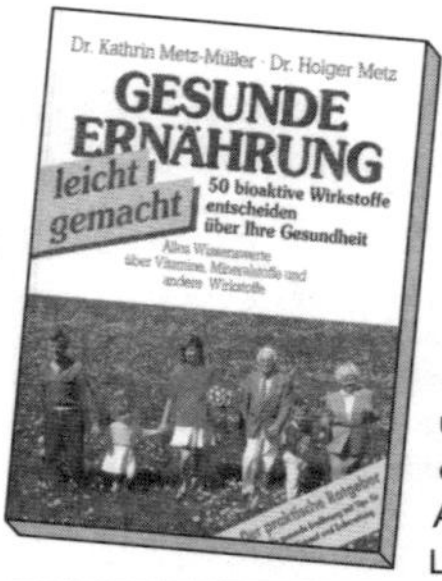

gebunden
104 S., DM 22,80 [€ 11,66]
durchgehend farbig

50 „Bioaktive Substanzen“ im Überblick:

Gesunde Ernährung leicht gemacht!

Hier erfahren Sie alles Wesentliche über die wichtigsten • **50 bioaktiven Substanzen**, aus denen sich Wohlbefinden und Lebensfreude aufbauen. Die ganze Garde an • **Schutz- und Wirkstoffen** ist vertreten: Vitamine, Mineralstoffe, Spurenelemente und eine Vielzahl ebenso kostbarer Wertspender wie Coenzyme, Cholin, L-Carnitin, Lecithin, Milchsäure... Alle werden übersichtlich tabellarisch vorgestellt, mit Hinweisen auf die gehaltvollsten Lebensmittel, • **praktischen Einkaufstipps** und Ratschlägen zur • **Ernährungsumstellung**.

Fitness und Verjüngung für Millionen

Der 1-Minuten Körper-Check

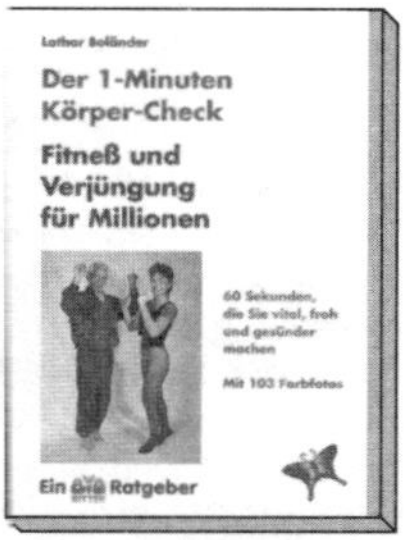

Fernsehsender holten den Autor vor die Kamera, und eine große deutsche Tageszeitung schrieb: „Sportärzte sind begeistert vom • **1-Minuten Körper-Check**, den der 65jährige Lothar Boländer entwickelt hat. Sein Programm ist so gut, dass es jetzt als Buch erschienen ist". Mit 48 Jahren hoffnungslos erkrankt, beschloss er, ein neues Leben zu beginnen und verordnete sich den • **1-Minuten Körper-Check**, den er selbst entwickelte. Eine • **Verjüngungskur**, die ihn bald topfit und sogar zum Drachenflieger machte! Das Buch enthält • **103 farbige Abbildungen** und ein • **großes Übungsposter**.

Neuauflage
80 S., DM 19,80 [€ 10,12]
mit großem Übungsposter

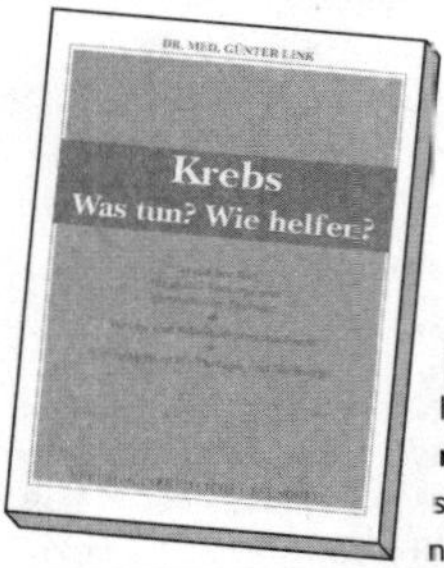

2. Auflage
64 S., DM 15,– [€ 7,67]
ISBN 3-927124-05-2

Konkreter Rat & praktische Hilfe

Krebs – Was tun? Wie helfen?

Ein erprobter Ratgeber mit praktischen Empfehlungen (Ernährung, stoffwechselaktive Kost nach Prof. Ries, Psyche) eines erfahrenen Facharztes. Mit zahlreichen • **Kontaktadressen** und Anlaufstellen für Auskünfte und • **Selbsthilfe** sowie einer umfassenden Aufstellung und Beschreibung von • **Spezialkliniken** für Therapie und Nachsorge. Zusätzlich noch mit Infoblättern und einem aktuellen Adress-Service mit neuen Ansprechpartnern und Hinweisen (Naturheil-Kliniken, Vereine, Initiativen).

Großer Schritt in Richtung Gesundheit

Zellenergie durch Coenzym Q10

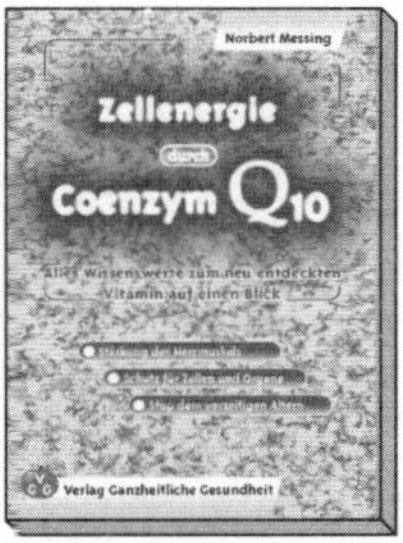

Kaum ein anderer Wirkstoff hat in den vergangenen Jahren soviel Furore gemacht wie das • **„Herzwunder Q10"**. Nach zwei Jahrzehnten intensiver Forschung verbindet man damit die allergrößten Hoffnungen. Prof. Karl Folkerts, einer der weltweit führenden Experten urteilt: • **„Q10 als Anti-Alterungsmittel könnte ein großer Schritt für die Menschheit sein!"**
In diesem neuen Ratgeber erfahren Sie alles Wissenswerte zum erst sehr spät entdeckten • **neuen Vitamin** Q10, einem Spurenstoff aus der Gruppe der Coenzyme. Es hat sich gezeigt, dass diese besondere Substanz für die Arbeit des Herzens unerlässlich ist und die Zellen mit jener Energie beliefert, die sie vor Funktionsverlusten und vorzeitigem Verschleiß schützt.

8. Auflage 2001
32 S., DM 8,50 [€ 4,35]
ISBN 3-927124-19-2

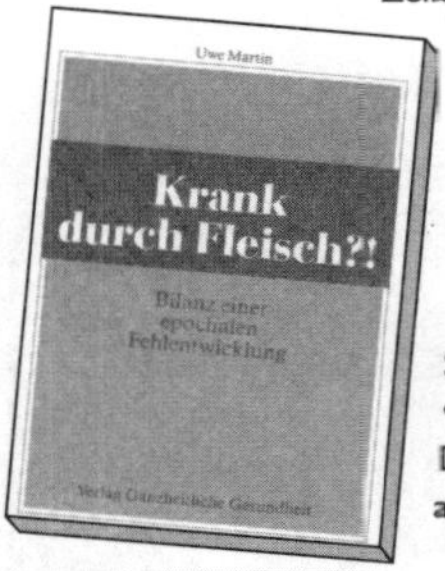

1. Auflage
48 S., DM 10,– [€ 5,11]
ISBN 3-927124-09-5

Das „Stück Lebenskraft" auf dem Prüfstand

Krank durch Fleisch?!

Sind Fleischwaren dem Menschen wirklich zuträglich und angemessen? Wie steht es um • **Tierarzneimittel**, Hormone, um • **ethische Aspekte** der Massentierhaltung?
Der vorliegende Ratgeber präsentiert alles Wesentliche zum Thema einschließlich eines ausführlichen Anschriftenkataloges (Verbraucherschutz-Initiativen u. a.).

Heilung des Körpers durch Sanierung seiner „Wurzel“

Das große Buch der Darmreinigung

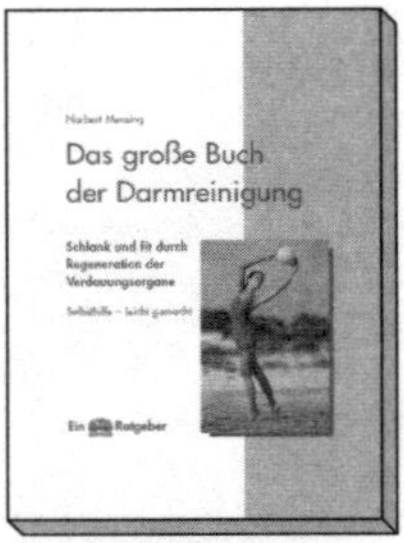

Der vorliegende neue Ratgeber bietet das • **komplette Programm zur Sanierung und Regeneration des Darmes**. Sie lernen darin • **alle bewährten Methoden** kennen (Ayurveda, Heilfasten, Mayr, Molkefasten, Colon-Cleaning nach Gray/Anderson, Heilerde-Anwendungen u. a.) und erfahren viele hilfreiche • **Heilkräuter-Rezepte** – und dies alles zur • **sofortigen Selbsthilfe**. Ein Buch mit 1000 Tipps, Anregungen, Bezugsquellen sowie zahlreichen wertvollen Hinweisen zur • **Überwindung schwerer chronischer Leiden** sowie zum • **Aufbau einer optimalen Darmflora in Eigenregie** durch besondere, selbst bereitete milchsaure Getränke. Ein weiteres Glanzlicht: Vorstellung von • **zahlreichen Bauch-Selbstmassagen** in Wort und Bild! Natürlich ausführlich behandelt: • **Colon-Hydro-Therapie**, Einlauf, salinische Wässer, Lein- und Flohsamen und Geheimtipps wie Kurkuma, Konjacmehl, Yucca und anderes mehr.

Neuerscheinung
150 S., DM 28,– [€ 14,32]
ISBN 3-920788-42-7

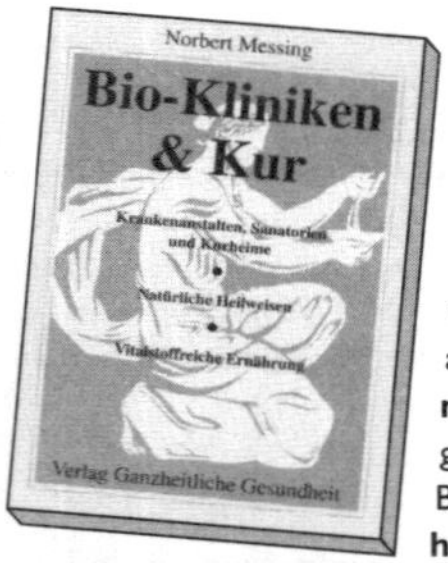

4. stark erw. Auflage
240 S., DM 24,– [€ 12,27]
ISBN 3-927124-03-6

Das Standardwerk in neuer, aktualisierter Auflage

Bio-Kliniken & Kur

Vorstellung von mehr als • **700 Krankenhäusern, Ganzheitskliniken, Kurheimen, Hotels und Pensionen** mit Naturheilweisen und alternativen Kostformen, ob nun Vollwertkost, Trennkost oder vegetarische Ernährung aus Bio-Anbau. Jeweils mit • **Heilanzeigen** (Herz-Kreislauf, Bewegungsapparat, Allergien, Stoffwechsel usw.). • **Lexikon naturmedizinischer Fachbegriffe**. • **Wer trägt die Kosten** für stationäre Behandlungen? Mit Hinweisen auf besondere, • **ungewöhnliche Therapieformen** (Gerson-Diät, Breuß, Rohkost-Heilfasten und vieles andere mehr). Ausführliche Tipps für den • **Gesundheits-„Kurlaub“** unter anderem mit Seminaren (von gesunder Vollwertküchenpraxis bis Reiki, Yoga, Ayurveda u. ä.).

Nahrung für die Seele

O Trost der Welt

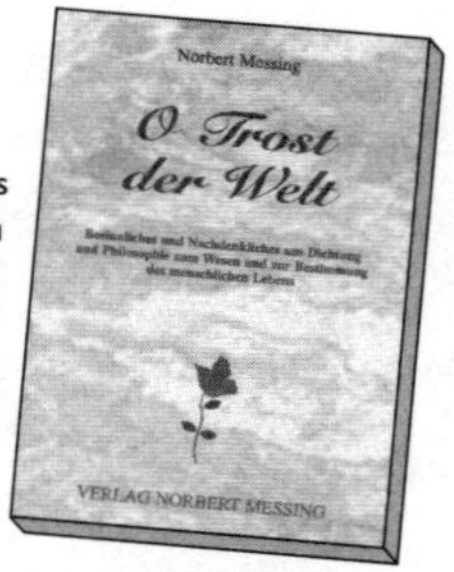

Ein ermunterndes, ermutigendes Geschenk für sich und nahestehende Menschen. Das kleine Buch gibt • **wertvolle Gedanken** aus Dichtung und praktischer Philosophie zu den wirklich bedeutenden Fragen unserer Existenz weiter. Sie verleihen • **seelische Kraft und Stärke**, helfen dabei, seine Tage gelassener, freudvoller zu verbringen und zur • **wahren Lebenskunst** zu finden. Die behandelten Themen sind zeitlos: Liebe, Heimat, Natur, Glück, Gesundheit, Achtsamkeit, Beruf(ung), menschliche Bestimmung, Suchen und Glauben...

Den kleinen Ratgeber durchs gelegentlich verschlungene (Gefühls-) Labyrinth des Lebens gibt es zum • **„Geschenk-Staffelpreis“**: Grundpreis DM 10,–. Bei Abnahme von 2 Expl. à DM 8,–. Mehr als 5 Expl. à DM 7,–. Bei Bestellung von 10 Expl. kostet ein Buch nur DM 6,–.

Beachten Sie die Staffelpreise!
56 S., DM 10,– [€ 5,11]
ISBN 3-927124-21-4

Liebe Leserin, lieber Leser!

Gesundheit ist möglich – und für jeden von uns machbar, mit einfachsten Mitteln direkt aus dem Heilgarten der Natur. Überzeugen Sie sich selbst: Unsere Rat-Geber sind • lebenspraktisch ausgerichtet und „zupackend“, die Empfehlungen leicht und sofort • in Selbsthilfe eigeninitiativ zu verwirklichen. Zwischen geduldigen Worten und gesundmachender Tat klafft kein unüberwindlicher Abgrund, wie dies bei allzu theoretisch ausgerichteten Werken oft der Fall ist.

Verlag Ganzheitliche Gesundheit – Norbert Messing

Postfach 1217 · 76663 Bad Schönborn · Telefon (07253) 37 18 · Fax (07253) 3 39 55
http://www.messing-vgg.de · E-Mail: messing-vgg@t-online.de